Intisar Ghleilib

A exatidão da biopsia da próstata

Intisar Ghleilib

A exatidão da biopsia da próstata

Na atribuição de vigilância ativa a doentes com cancro da próstata de baixo grau

ScienciaScripts

Imprint

Any brand names and product names mentioned in this book are subject to trademark, brand or patent protection and are trademarks or registered trademarks of their respective holders. The use of brand names, product names, common names, trade names, product descriptions etc. even without a particular marking in this work is in no way to be construed to mean that such names may be regarded as unrestricted in respect of trademark and brand protection legislation and could thus be used by anyone.

Cover image: www.ingimage.com

This book is a translation from the original published under ISBN 978-620-2-00419-0.

Publisher:
Sciencia Scripts
is a trademark of
Dodo Books Indian Ocean Ltd. and OmniScriptum S.R.L publishing group

120 High Road, East Finchley, London, N2 9ED, United Kingdom
Str. Armeneasca 28/1, office 1, Chisinau MD-2012, Republic of Moldova, Europe
Printed at: see last page
ISBN: 978-620-7-91159-2

Índice:

Capítulo 1 — 6

Capítulo 2 — 19

Capítulo 3 — 22

Capítulo 4 — 36

UNIVERSIDADE DE BOSTON
ESCOLA DE MEDICINA
A PRECISÃO DA BIÓPSIA DE PRÓSTATA PARA ATRIBUIR PACIENTES COM CÂNCER DE PRÓSTATA DE BAIXO GRAU PARA VIGILÂNCIA ATIVA
Por
INTISAR GHLEILIB

AGRADECIMENTOS

Gostaria de dirigir meus agradecimentos à minha mentora, Dra. Sandra Gaston, que é gentil, experiente e paciente. Agradeço sua consciência, visão e habilidade na condução da pesquisa.

Gostaria de dirigir o meu profundo agradecimento à minha orientadora, Stacey Hess-Pino, pela sua orientação, apoio, incentivo e assistência durante o mestrado e também durante o trabalho de tese. Além disso, gostaria de dirigir meus agradecimentos ao primeiro leitor, Dr. Steven A.Bogen, por seu gentil apoio.

Gostaria também de expressar meus agradecimentos à Dra. Janice Weinberg por sua amável ajuda e conselhos no campo da análise estatística e à Dra. Susan Fish, por me ensinar as habilidades de pesquisa ao longo do mestrado.

Por fim, quero agradecer à minha família pela paciência, apoio e incentivo durante todo o meu estudo.

A PRECISÃO DA BIÓPSIA DE PRÓSTATA PARA ATRIBUIR PACIENTES COM CÂNCER DE PRÓSTATA DE BAIXO GRAU PARA VIGILÂNCIA ATIVA
INTISAR GHLEILIB

ABSTRATO

Objetivo: Determinar a acurácia do escore de Gleason (GS) da biópsia da próstata em comparação ao GS da prostatectomia. Determinar se uma biópsia é um procedimento diagnóstico satisfatório para oferecer vigilância ativa para pacientes com câncer de próstata de baixo grau.

Métodos: Este estudo foi realizado no Tuft Medical Center como um estudo de coorte retrospectivo durante o período de 2007-2010. O estudo incluiu 83 pacientes para os quais estavam disponíveis biópsia e prostatectomia GS.

Medidas: As pontuações de Gleason de 6, 7 e 8-10 foram atribuídas às notas baixa, moderada e alta, respectivamente. A estatística kappa foi calculada para avaliar o grau de concordância entre biópsia e prostatectomia. A curva ROC foi utilizada para avaliar a sensibilidade e especificidade da biópsia de próstata para diferentes graus de Gleason.

Além disso, comparou se o uso de critérios específicos para vigilância ativa (Johns Hopkins e UCSF) pode diminuir o nível de atualização em pacientes com câncer de próstata de baixo grau usando o teste do qui-quadrado.

Resultados: A distribuição de câncer de baixo, moderado e alto grau em biópsia (52%, 32%, 16%) e espécime de prostatectomia (33%, 55%, 12%) mostrou concordância razoável com kappa ponderado de 0,35. A biópsia da próstata previu com precisão a VM em 46%, melhorou em 38% e diminuiu em 16%. Os pacientes com câncer de baixo grau e potencialmente elegíveis para vigilância ativa apresentaram melhora em 50% dos casos. Esta atualização reduziu para 40% com a utilização dos critérios da Johns Hopkins e para 41% com a utilização dos critérios da UCSF.

Conclusões: A precisão da GS da biópsia na previsão da GS da prostatectomia é severamente limitada e, portanto, a biópsia não é procedimento diagnóstico suficiente para oferecer vigilância ativa.

Capítulo 1
Fundo
1.1 Prevalência e Fatores de Risco do Câncer de Próstata:
O câncer de próstata (CP) é o segundo câncer comum diagnosticado em homens nos Estados Unidos. É superado apenas pelos cânceres cutâneos. É também a segunda principal causa de morte em homens, depois do câncer de pulmão. [1] De acordo com as estatísticas da American Cancer Society de 2013, foram diagnosticados 238.590 novos casos de cancro da próstata, com uma expectativa de morte de 29.720. [2]

O PC geralmente é uma doença de homens idosos, sendo 66 anos a idade média de diagnóstico nos Estados Unidos. [3] É raro o diagnóstico de CP antes dos 50 anos de idade, representando apenas 2% do total de casos de CP. [4] A prevalência do cancro da próstata em estudos de autópsia varia entre um terço dos homens com mais de 60 anos e 50% dos homens com mais de 70 anos.[5]

A prevalência do câncer de próstata varia entre os países, provavelmente devido à influência da genética, dieta e fatores ambientais. [6] Além disso, a taxa de CP é diferente entre populações étnicas, com a prevalência mais elevada a ocorrer entre a população afro-americana e a mais baixa entre os chineses asiáticos. [7]

1.2 Anatomia da próstata:
Anatomicamente, a próstata faz parte do sistema reprodutor masculino situada abaixo da bexiga, na frente do reto. Ele circunda a uretra prostática e é coberto por uma cápsula fibrosa com vários graus de espessura entre as diferentes partes da próstata. Esta cápsula é coberta por múltiplas camadas de fáscia complexa que contém gordura misturada com tecido conjuntivo areolar, artérias, veias, troncos nervosos, gânglios autônomos e plexo neural. [8]

A próstata é dividida anatomicamente em 3 zonas (Figura 1): central, periférica e transicional. Para homens jovens, a zona periférica forma 70% do tecido prostático glandular. [9] A zona central forma aproximadamente 25% do tecido prostático glandular, com os 5% restantes formando a zona de transição. [10] Nos homens idosos, as zonas central e de transição podem expandir-se devido à hiperplasia prostática benigna. [11] A zona periférica é o principal local de origem do carcinoma prostático. [9]

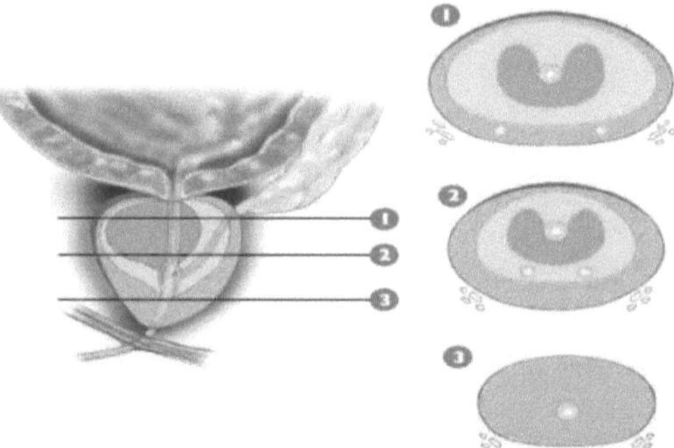

Figura 1: Anatomia Zonal da Próstata (plano sagital e seções axiais correspondentes de (1) Base, (2) Médio e (3) Ápice. As 3 zonas prostáticas são: Transicional (azul), Central (amarelo) e Periférica (rosa).

1.3 Sintomas do câncer de próstata:
O PC é uma doença de crescimento lento com um longo período de latência, o que o torna um bom candidato para rastreio. [13] Devido ao rastreio nos Estados Unidos, 90% dos homens diagnosticados com cancro da próstata são assintomáticos, com a doença confinada à próstata (cancro da próstata localizado). [14] No entanto, à medida que o CP aumenta, pode causar sintomas como sintomas de obstrução urinária, incluindo dificuldade em iniciar e parar a micção, micção frequente (diurna e noturna), sangue na urina (hematúria), dor ao urinar ou um jato de urina fraco. [15]

O câncer de próstata avançado pode causar outros sintomas resultantes da disseminação do câncer para outros tecidos, como dor óssea, se o câncer tiver se espalhado para os ossos. Quando o câncer metastático comprime a medula espinhal, o paciente pode queixar-se de fraqueza ou dormência nas pernas e/ou perda do controle da bexiga ou do controle retal. Perda de peso e fadiga são outras apresentações do câncer de próstata avançado que podem resultar na morte do paciente. [15]

1.4 Rastreio e Diagnóstico do Cancro da Próstata:

O PC geralmente é diagnosticado durante procedimentos de triagem. [16] O rastreio é definido como qualquer procedimento concebido para diagnosticar a doença antes que esta se torne sintomática. [17] Durante a triagem de PC, o nível sanguíneo do antígeno específico da próstata (PSA) é medido porque é um indicador da presença potencial de PC. [17] Além disso, o exame retal digital (ERD) é outro método de triagem porque a presença de nódulos ou dureza da próstata é um indicador de CP. [13]

Nos últimos 20 anos, o rastreio do CP dependeu da medição laboratorial dos níveis sanguíneos de PSA. [18] Esse marcador é considerado um marcador inespecífico de câncer porque também aumenta em doenças benignas, como hipertrofia prostática benigna ou prostatite, ou mesmo com manipulação uretral. [13] Assim, o desafio do uso desses métodos de triagem (nível de PSA e toque retal) é que eles são incapazes de diferenciar a doença prostática benigna do CP. Portanto, o diagnóstico final do CP requer um exame anatomopatológico dos tecidos prostáticos obtidos por biópsia da próstata. [19]

A biópsia da próstata é recomendada no paciente com resultados anormais no toque retal, independentemente do nível de PSA. [20] Para os níveis de PSA, não existem níveis seguros de PSA no sangue, abaixo dos quais um homem possa ter a certeza de que não existe cancro. [20] No entanto, uma concentração sérica de PSA > 4 ng/ml é comumente considerada um resultado de teste anormal (mesmo com um toque retal normal) que requer investigação adicional. [21] Os pacientes cujos níveis sanguíneos de PSA variam entre 4-10 ng/ml representam um grupo potencialmente de alto risco (zona cinzenta diagnóstica) que pode ter CP ou doenças prostáticas benignas. Pacientes com níveis de PSA >10 ng/ml são considerados de alto risco para PC, e tal resultado de teste requer investigação adicional. [22]

A indicação para proceder à biópsia da próstata como o próximo passo para o diagnóstico de CP baseia-se principalmente no nível de PSA e no resultado do toque retal, no entanto, deve incluir diferentes factores, incluindo tamanho da próstata, taxa de aumento de PSA, idade, história familiar de CP, etnia , comorbidade e história prévia de biópsia. [23]

Nos Estados Unidos, os métodos de rastreio (principalmente rastreios de PSA) levaram à detecção do PC 10 anos antes do que os homens diagnosticados sem rastreio. [24] Atualmente, quase 75% dos pacientes diagnosticados com CP apresentam tumores não palpáveis, com apenas 5% apresentando doença avançada com disseminação distal dos tumores no momento do diagnóstico. [25]

Na prática clínica, a ultrassonografia transretal (TRUS), uma biópsia guiada por agulha da próstata, é o padrão ouro para o diagnóstico histológico do CP. [26] A biópsia da próstata é um procedimento ambulatorial, rápido, que requer apenas anestesia local para evitar dor e desconforto. [27] Quando introduzidas pela primeira vez, as biópsias por agulha guiadas por TRUS são realizadas de acordo com o procedimento sextante, por meio do qual foram retirados núcleos de biópsia de 6 regiões da próstata, incluindo as regiões bilateral da base, da glândula média e do ápice. [28,29] No entanto, a biópsia por agulha guiada por TRUS com padrão sextante tende a ter uma alta taxa de falso-negativos (para câncer não detectado). Por esta razão e desde 1990, os médicos alargaram a biópsia para incluir pelo menos 10-14 núcleos para aumentar a taxa de detecção do cancro (biópsia alargada ver a Figura 2), aumentando assim a taxa de detecção do cancro para 30%. [30, 31] Os núcleos adicionais são geralmente retirados das partes laterais da glândula, entretanto, deve-se observar que não existem procedimentos universais para a obtenção de biópsias de próstata. [7]

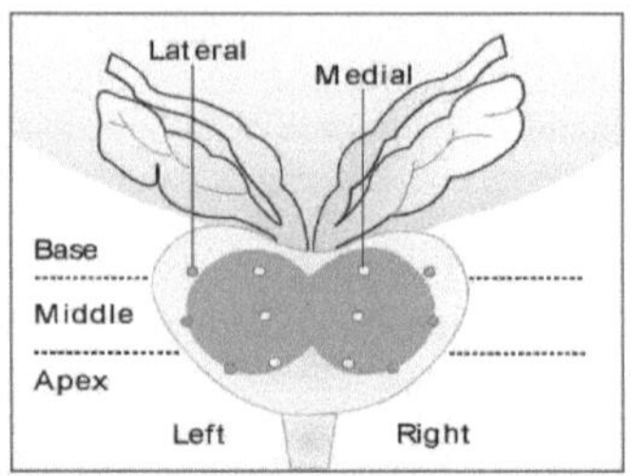

Biópsias com duplo sextante (12 por paciente)

Figura 2: Padrão de amostragem padrão de 12 núcleos para biópsia de próstata.

(Da biblioteca do Dr. Gaston. A permissão foi concedida)

Pacientes com biópsia negativa para câncer e que apresentam aumento contínuo dos níveis de PSA são frequentemente recomendados para repetir a biópsia. A adequação da biópsia prévia é determinada pela avaliação da localização e do número de núcleos retirados em relação ao volume da próstata. [31] A taxa de detecção de biópsias repetidas varia de acordo com o número de núcleos colhidos na biópsia anterior. [32] Se a biópsia anterior negativa envolvesse uma biópsia sextante, a taxa de detecção de câncer com biópsia repetida seria de 39%. Embora se a biópsia negativa anterior fosse uma biópsia estendida, a taxa de detecção de câncer com biópsia repetida seria de 29%. [31]

Em alguns centros, a biópsia de saturação pode ser realizada em pacientes se o risco de falta de CP for alto (por exemplo, aumento do nível de PSA apesar de biópsias repetidas negativas). O número de núcleos coletados durante a biópsia de saturação é de até 32 núcleos. [33] A biópsia de saturação é mais dolorosa que a biópsia estendida e relativamente poucos pacientes são submetidos a esse procedimento. [33]

Como na população de triagem de PSA, a maioria dos pacientes é diagnosticada antes que o tumor se torne palpável ou visível por imagem clínica, o procedimento de amostragem da biópsia da próstata é uma amostragem sistemática da glândula, e não da lesão-alvo. [26] Essa abordagem de biópsia às cegas tende a perder 30% dos CPs. Além disso, devido à orientação anatômica da próstata, os tumores da região anterior da glândula tendem a ser subdiagnosticados, [34] resultando muitas vezes no manejo incorreto da doença. [35]

1.4.1 Classificação do câncer de próstata:

O exame histológico do tecido da biópsia é a única forma de confirmar o diagnóstico de CP e é necessário encaminhar o paciente para tratamento adequado. [36] A histologia do tecido normal da próstata consiste em células epiteliais normais em um desenho glandular apoiadas em células basais de suporte contínuas, incorporadas no estroma do tecido conjuntivo. Quando a proliferação epitelial anormal rompe parcialmente a camada basal, é chamada de neoplasia intraepitelial prostática (PIN). Se essas células epiteliais anormais adquirirem características malignas e a camada basal for completamente perdida, é indicativo de PC e um escore de Gleason é usado para descrever a arquitetura glandular epitelial. [37]

1.4.2 Pontuação de Gleason:

O sistema de pontuação de Gleason é o sistema de classificação mais amplamente aceito para avaliar o CP. [38] Os escores de Gleason da biópsia são importantes na indicação do tratamento correto para o paciente com CP localizado. [39] O escore de Gleason é atribuído após avaliação microscópica do tecido prostático recebido por um patologista, seja após biópsia ou remoção cirúrgica da próstata (prostatectomia radical). [40]

O sistema de classificação de Gleason é diferente de qualquer outro sistema de classificação usado para cânceres sólidos. A maioria dos sistemas de classificação avalia a morfologia de células individuais. No entanto, o sistema Gleason examina a arquitetura glandular e o relacionamento das células sem avaliar a morfologia de cada célula. [37]

Um grau de Gleason é atribuído de acordo com o arranjo histológico das células tumorais. Esta nota é determinada com base nos padrões definidos de arquitetura do tecido em uma faixa de 1 a 5. No sistema de classificação original de Gleason, um padrão de 1 seria atribuído se as células tumorais se assemelhassem muito às células glandulares normais (bem diferenciadas), enquanto um padrão de 5 seria atribuído se as células tumorais estivessem ausentes de qualquer padrão glandular (pouco diferenciado); com, 2ª a 4ª séries intermediárias (Tabela 1). Na prática atual, o padrão 3 de Gleason é o grau mais baixo relatado rotineiramente. [41]

Tabela 1: Padrões de Grau de Gleason de câncer de próstata. [41]

Padrão de notas de Gleason	Características do tecido
Padrão de nota 1	Glândulas únicas, redondas e compactas, dispostas em nódulos.
Padrão de nota 2	Glândulas de formato variável com mais estroma separando-as.
Padrão de nota 3	Ainda reconhecendo glândulas com algumas células que estão se separando e começam a invadir o tecido circundante.
Padrão de nota 4	Poucas glândulas com mais células se separam e invadem o tecido circundante.
Padrão de nota 5	Folha de células com nenhuma ou poucas glândulas de reconhecimento.

Cada tumor é descrito pelos seus dois padrões de grau de Gleason mais prevalentes. O padrão de grau primário de Gleason é o padrão predominante na área, enquanto o padrão de grau secundário de Gleason é o segundo padrão mais prevalente. A soma desses padrões de notas de Gleason primários e secundários resulta em somas de pontuações de Gleason que variam de 2 a 10 (1+1 a 5+5). [41] A soma dos escores de Gleason de 6 a 10 é o achado mais comum no momento do diagnóstico de CP. [42] Em alguns casos, pequenas partes do cancro têm um padrão de grau de Gleason mais elevado em comparação com os dois padrões de grau de Gleason dominantes, resultando num padrão de grau de Gleason menor, referido como padrão de grau de tumor terciário (por exemplo, a pontuação de Gleason soma 7 (padrão 3+ padrão 4, padrão terciário 5)), pois esse padrão terciário de grau Gleason superior pode alterar as opções de tratamento. [42]

Uma soma de pontuação de Gleason de 6 (padrão 3 + padrão 3) é indicativa de baixo risco em termos de progressão e mortalidade do câncer. [43] O uso generalizado da triagem de PC nos Estados Unidos

Estados Unidos levou à detecção de mais PC de baixo risco. [41] Uma soma de 7 na pontuação de Gleason é geralmente considerada risco intermediário. No entanto, uma soma de Gleason de 7 pode ser predominantemente o padrão 3 (padrão 3 + padrão 4) ou predominantemente o padrão 4 (padrão 4 + padrão 3). Estudos publicados mostram que homens com soma de Gleason de 7 (4+3) PC têm maior probabilidade de apresentar progressão de PC do que soma de Gleason 7 (3+4). Uma soma da pontuação de Gleason igual ou superior a 8 indica câncer de próstata de alto risco. Assim, a avaliação precisa do grau de Gleason é fundamental para o manejo adequado de pacientes com PC recém-diagnosticado. [44]

1.5 Estadiamento do Câncer de Próstata:

A extensão do PC é determinada pela extensão anatômica do câncer. O sistema TNM (T para o tumor primário, N para o envolvimento dos linfonodos regionais com o câncer e M para a disseminação distal do câncer ou metástase) é o sistema de estadiamento mais comum usado para o câncer de próstata. O correto estadiamento é importante na avaliação prognóstica e no planejamento do tratamento dos pacientes com CP (Tabela 2). [45]

Tabela 2: Estadiamento do Câncer de Próstata. [46]

Estágio tumoral	Descrição
T1	O tumor não é palpável.
T1a	Achado histológico incidental <5% do tecido ressecado.
T1b	Achado histológico incidental > 5% de tecido ressecado.
T1c	Tumor identificado por biópsia como resultado de elevação do PSA.
T2	Tumor confinado à próstata, mas não palpável.
T2a	O tumor se apresenta na metade de um único lobo ou menos.
T2b	O tumor se apresenta em mais da metade de um único lobo, mas não em ambos os lobos
T2c	Tumor envolve ambos os lobos
T3	O tumor se estende além da cápsula prostática.

T3a	Extensão extracapsular.
T3b	O tumor se estende à(s) vesícula(s) seminal(is).
T4	Tumor fixo ou envolvendo outro tecido circundante além das vesículas seminais.
Nx	Linfonodos regionais não podem ser avaliados
NÃO	Os gânglios linfáticos estão livres de câncer.
N1	Os gânglios linfáticos são positivos para o câncer.
MX	A propagação à distância do câncer (metástase) não pode ser avaliada.
MO	O tumor não tem disseminação distante.
ml	O tumor se espalhou distalmente.

1.6 Estratificação de risco do paciente com câncer de próstata:

O prognóstico do PC depende do risco de progressão da doença, recorrência e metástase. D'Amico et al. proposto um dos primeiros sistemas amplamente reconhecidos para estratificação de risco. Este esquema dependia de fatores prognósticos, incluindo nível inicial de PSA, estágio do câncer, escore de Gleason, juntamente com outras considerações, como idade do paciente, comorbidade e função urinária basal. Esses fatores são importantes porque as opções de tratamento disponíveis para tratar o CP dependem dos fatores prognósticos no momento do diagnóstico. [47,48] A seguinte estratificação de risco foi recomendada pela NCCN

(National Comprehensive Cancer Network) na sua publicação de 2012 (Tabela 3). [49]

Tabela 3: Estratificação de risco da NCCN para homens com câncer de próstata localizado. [49]

Estratificação de risco	Nível de PSA (ng/ml)	Pontuação de Gleason	Estágio clínico
Risco muito baixo	<10*	E <6**	E T1-T2a
Baixo risco	<10	E <6	E T1-T2a
Risco intermediário	10-20	Ou 7	Ou T2b-T2c
Alto risco	>20	Ou 8-10	Ou T3a

*E densidade de PSA < 0,15 ng/ml/g. A densidade do PSA é definida como PSA sérico em ng/ml dividido pelo tamanho da próstata em gramas.**e < 3 núcleos positivos com câncer e < 50% de câncer em qualquer núcleo.

1.7 Câncer de próstata localizado e suas opções de tratamento:

O câncer de próstata localizado é definido como estadiamento T1 a T2 sem disseminação regional ou distal da doença. [50] Existem várias opções de tratamento curativo disponíveis para tratar o CP localizado, incluindo Prostatectomia Radical (RP) ou Radioterapia (RT), com ou sem Terapia de Privação Androgênica (ADT). [51]

1.7.1 Prostatectomia Radical:

A prostatectomia radical (PR) é uma opção de tratamento cirúrgico oferecida por muitos urologistas para CP localizado, envolvendo a remoção de toda a próstata e vesículas seminais, com potencial para envolver amostragem dos linfonodos pélvicos [52] Através deste procedimento, todo o câncer é removido durante a fase inicial da doença, no entanto, também existem riscos associados, incluindo disfunção eréctil e incontinência urinária [53]

1.7.2 Radioterapia:

A radioterapia (RT) é um tratamento alternativo à cirurgia que envolve a exposição da próstata, das vesículas seminais e dos gânglios linfáticos pélvicos a altas doses de radiação ionizante. [54] A RT pode causar efeitos colaterais de curto prazo, como toxicidade urinária e retal, e efeitos colaterais de longo prazo, como disfunção erétil. [53]

1.7.3 Terapia de privação androgênica (ADT):

A terapia de privação de andrógenos (ADT) não é uma opção de tratamento curativo para PC porque funciona apenas como um antiandrogênio para prevenir o crescimento do câncer. Conseqüentemente, geralmente é combinado com radioterapia. [55] Muitas vezes causa efeitos colaterais antiandrogênicos, como disfunção erétil. [56]

1.7.4 Seleção de Tratamento:

Normalmente, o médico de família participa de uma discussão detalhada com o paciente sobre as diversas opções de tratamento disponíveis. [48] O benefício clínico da intervenção imediata para o cancro da próstata localizado nem sempre mostra um benefício claro porque o CP é uma doença de progressão lenta, [57] e porque esse tratamento pode causar efeitos secundários tanto a curto como a longo prazo. [48] Por causa disso, e do fato de que a maioria dos pacientes não morrerá de PC, as diretrizes nos Estados Unidos recomendam o compartilhamento da tomada de decisão entre o paciente e o médico a ser tratado ou a ser observado (vigilância ativa). [46]

1.8 Vigilância Ativa:

A vigilância activa é uma abordagem de gestão que está a ser mais amplamente adoptada para evitar potenciais complicações resultantes do excesso de diagnóstico e tratamento. [14] É uma abordagem de acompanhamento observacional que atrasa a intervenção imediata em pacientes com CP que são considerados de baixo risco de desenvolver doença clinicamente significativa. [57]

O câncer superdiagnosticado é definido como a detecção precoce de câncer clinicamente insignificante com rastreamento que pode não ter sido descoberto nem diagnosticado sem o uso de rastreamento, resultando potencialmente em tratamento excessivo. [58,58] O tratamento excessivo é definido como uma intervenção que carece de benefícios e também pode levar a danos e custos desnecessários para o paciente. [59]

Anualmente, mais de 100.000 homens são diagnosticados com PC de baixo grau e podem qualificar-se para tratamento por vigilância ativa. [41] A taxa de mortalidade para gestão por vigilância activa é pequena, actualmente estimada em 3% aos 10 anos. [60] Para a maioria dos pacientes com câncer de baixo risco (soma dos escores de Gleason < 6), o tempo desde o diagnóstico até a progressão clínica é bastante longo. [61] Dados de vários centros sugerem que a intervenção após a progressão da doença não afeta a oportunidade de cura da doença. [60]

A percentagem de homens diagnosticados com CP localizado que podem ser tratados por vigilância activa tem aumentado anualmente, aumentando de aproximadamente 25% na década de 1990 para 50% em 2007.62 [No] entanto, a percentagem de homens tratados com vigilância activa permaneceu a mesma durante o na última década, [63] já que a maioria destes homens é tratada com cirurgia, radioterapia ou terapia hormonal. [16] As possíveis explicações para isso incluem: pacientes que preferem uma intervenção à vigilância, urologistas que preferem cirurgia ou radioterapia e oncologistas que preferem radioterapia. [64]

1.8.1 Estratégias: Vigilância Ativa versus Espera Vigilante:

A vigilância activa é diferente da estratégia de "espera vigilante". A vigilância ativa é considerada com intenção curativa, enquanto a estratégia de "espera vigilante" é considerada manejo paliativo para idosos que apresentam comorbidades significativas. Além disso, a vigilância ativa é um programa mais estruturado que acompanha os pacientes com CP em busca de qualquer sinal de progressão da doença e permite a intervenção imediata quando há qualquer sinal de progressão da doença. [48]

1.8.2 Critérios para Vigilância Ativa:

O critério para o manejo de um paciente com CP por meio de vigilância ativa envolve a consideração tanto dos dados clínicos quanto dos resultados da biópsia. É importante ressaltar que não existem padrões universalmente aceitos para definir os critérios exatos para oferecer vigilância ativa a um paciente com CP. Pelo contrário, cada centro tende a utilizar os seus próprios critérios (Tabela 4). [60]

Por exemplo, o hospital Johns Hopkins restringe a vigilância activa a pacientes com um risco muito baixo de doença cujas biópsias mostram uma soma da pontuação de Gleason de (3+3) cancro em apenas um lado da próstata (estágio T1). Se e quando as biópsias subsequentes demonstrarem níveis mais elevados de risco, o paciente será tratado. [65]

Alternativamente, a Universidade da Califórnia, São Francisco (UCSF) tem critérios um pouco mais liberais, permitindo que pacientes com doença de "baixo risco" bem como de "risco muito baixo" se qualifiquem para vigilância ativa. Ao contrário dos padrões utilizados pela Johns Hopkins, um câncer em estágio T2 se qualificaria para vigilância ativa de acordo com os critérios da UCSF. [66]

Alguns centros considerarão pacientes com pontuação de Gleason de 7 (3+4) câncer de próstata e também pacientes com níveis de PSA <15 ng/ml para vigilância ativa. [67] Outros centros só oferecem vigilância ativa a pacientes com escores de Gleason 7 (3+4) com mais de 70 anos de idade. [65]

Tabela 4: Critérios de Vigilância Ativa em Algumas Instituições. [67]

Nome do centro	Estágio clínico	PSA (ng/ml)	Pontuação de Gleason para biópsia	Número de + cinco núcleos	% de câncer em núcleo único
João Hopkins	T1c	-*	<6	<2	<50
Universidade de Toronto	T1c-T2a	<10	<6	-	-
UCSF	T1-T2	<10	<6	<1/3 núcleos totais	<50
Marsden Real	T1-T2	<15	<3+4	<50% de todos os núcleos	-

* A Johns Hopkins usa densidade de PSA (nível de PSA/tamanho da próstata) <0,15 ng/ml.
Abreviatura: UCSF= Universidade da Califórnia, São Francisco.
Johns Hopkins em Maryland. Universidade de Toronto no Canadá . Royal Marsden no Reino Unido.
Os critérios mais comuns para oferecer vigilância ativa (Tabela 5) incluem um nível de PSA <10 ng/ml, o estágio clínico da doença como T1 a T2a, um grau de Gleason <6 e a extensão do câncer em qualquer núcleo de biópsia <50% . [68] Se o paciente tiver mais de 70 anos, os critérios podem ser estendidos para incluir PSA <15ng/ml e/ou grau de Gleason de 3+4. [69]

Tabela 5: Critérios Comuns para Vigilância Ativa. [68]

Nível de PSA	10ng/ml
Estágio de câncer	T1-T2a
Pontuação de Gleason	<6

% de câncer em cada núcleo	<50%
Número de núcleo positivo	2 ou menos

1.8.3 Protocolo de Acompanhamento durante a Vigilância Ativa:

Mesmo que o risco de progressão da doença no CP de baixo grau seja pequeno, os pacientes designados para vigilância ativa são monitorados de perto. [60] O objectivo da monitorização rigorosa durante a vigilância activa é ser capaz de detectar a progressão da doença se e quando esta ocorrer. O tipo de monitorização envolvida, tal como acontece com o critério específico de qualificação para vigilância activa, depende da instituição. As avaliações de acompanhamento incluem medição de PSA, exame retal e biópsia de próstata (Tabela 6). [41, 68]

Tabela 6: Protocolo de Acompanhamento durante a Vigilância Ativa em Algumas Instituições. [70]

Instituição	PSA	Retal digital	Biópsia de próstata
		exame	
Johns Hopkins	A cada 6 meses	A cada 6 meses	Anual
Universidade de Toronto	A cada 3 meses/1º ano, depois a cada 6	-	1ª biópsia dentro de 6 a 12 meses, a anual
UCSF	meses. A cada 3 meses.	A cada 3 meses	até os 80 anos. Intervalo de 1-2 anos.
Marsden Real	3-6 meses	3-6 meses	-

Abreviatura: UCSF= Universidade da Califórnia, São Francisco.

1.8.4 Sinais para Intervenção durante a Vigilância Ativa:

Pode ser oferecida aos pacientes envolvidos na vigilância ativa uma intervenção curativa a qualquer momento, especialmente se os sinais de progressão da doença forem evidentes. Os sinais de progressão da doença podem incluir: duplicação do nível de PSA no sangue em menos de 3 anos; aumento do escore de Gleason na biópsia subsequente; ou um aumento na porcentagem de tumor na biópsia. [41] Alguns estudos sugerem que o atraso do tratamento durante a vigilância ativa não interfere nem retarda a chance de cura. [69] Em média, até 33% dos pacientes sob vigilância ativa recebem tratamento adicional após 2,5 anos de vigilância. [71]

1.9 . Estude estudos racionais e anteriores:

O sucesso da vigilância ativa depende da identificação precisa dos CP de baixo risco durante o processo de triagem. [72] Apesar das melhorias nos métodos utilizados para obter biópsias, muitos cancros da próstata ainda não são detectados. Muitos estudos demonstraram que os pacientes podem ter câncer de alto grau que não é diagnosticado pela biópsia TRUS. [73,74]

O diagnóstico preciso do grau e estágio do câncer de próstata ajudará na ampla aceitação da vigilância ativa. [63] A precisão definitiva da biópsia da próstata pode ser verificada com a remoção cirúrgica de toda a próstata (prostatectomia radical) e o exame histológico de toda a amostra. [36]

O escore de Gleason é o fator mais confiável para identificar o potencial biológico do câncer de próstata. [75] Portanto, o manejo ideal de pacientes com CP depende da atribuição precisa do escore de Gleason no momento do diagnóstico da doença com biópsia de próstata. [76] No entanto, a atribuição do escore de Gleason às vezes não é a mesma entre a biópsia da próstata e a prostatectomia radical. O escore de Gleason atribuído após a prostatectomia radical pode ser maior (aumentado) ou, mais raramente, menor (rebaixado) em comparação com o escore de Gleason da biópsia de próstata. [76,77]

Discrepâncias na atribuição do escore de Gleason após uma biópsia versus prostatectomia radical podem ser explicadas por fatores que incluem erro ou discordância patológica, casos limítrofes ou por erro de amostragem, sendo o erro de amostragem o motivo mais comum. [78]

O erro patológico pode resultar da inexperiência do patologista que lê a biópsia. Deve-se observar que o escore de Gleason de uma biópsia às vezes está sujeito a alterações quando lido por um especialista geniturinário. A atualização no escore de Gleason resulta em mudança no manejo em 10% dos pacientes. [79]

Nos casos limítrofes em que o tumor apresenta características entre 2 graus de Gleason, cada patologista pode classificá-lo de forma diferente. O erro de amostragem ocorre quando o tumor obtido por biópsia não reflete o tumor da próstata. Esta é a causa mais comum de classificação incorreta de Gleason, conforme descrito pela maioria dos pesquisadores. [76]

A biópsia diagnóstica da próstata requer apenas pequenas quantidades de tecido prostático em relação ao tamanho total da próstata (Figura 3). Como o CP é de natureza heterogênea e multifocal, pode ser fácil não perceber um pequeno volume de câncer de alto grau, resultando na subclassificação do câncer de um paciente, ou menos comumente, não perceber uma grande área de um câncer de grau inferior, resultando em a superclassificação desse câncer. [76] O PC de grau único de Gleason é observado apenas em 10-33 % de todos os pacientes. [80]

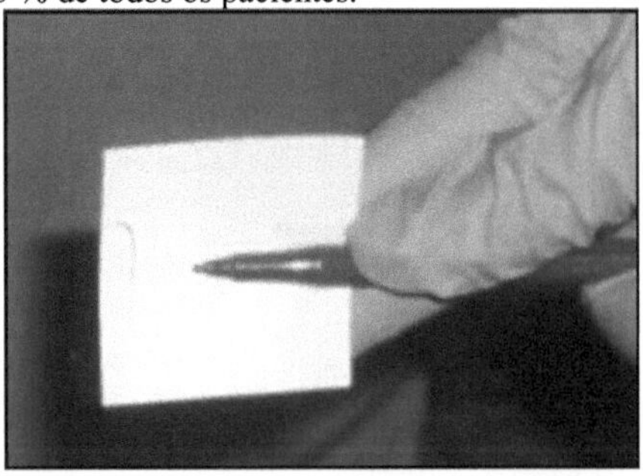

Figura 3: Núcleo de biópsia de próstata (apontado pela caneta).
(Da biblioteca do Dr. Gaston. A permissão foi concedida)

Como mencionado anteriormente, o erro de amostragem pode ser reduzido através da obtenção de mais núcleos de biópsia; no entanto, a precisão da biópsia ainda será limitada pelo erro de amostragem se o tumor for relativamente pequeno. [77] Da mesma forma, a detecção do cancro é mais difícil com uma próstata de grande tamanho, especialmente para cancros de pequeno volume. [81] Foi encontrada uma associação entre taxas mais altas de detecção de câncer com pequenos volumes de próstata. [82,83] Para evitar a subamostragem de uma próstata grande, mais núcleos de biópsia podem ser coletados para amostrar mais adequadamente uma proporção maior do tecido prostático. [81] No entanto, embora o aumento dos núcleos de biópsia numa próstata de grande tamanho ajude a evitar a subamostragem, a taxa de detecção de cancro não excede 26%. [84] Para diminuir o potencial de erro de amostragem, alguns urologistas recomendam que o número de amostras de biópsia coletadas dependa do volume da próstata. No entanto, na maioria dos centros, 12 esquemas de biópsia central envolvendo uma amostragem sistemática da próstata são o padrão atual de atendimento. [85]

O padrão de amostragem da biópsia da próstata difere um pouco entre os centros, e alguns estudos sugerem aumentar o número de biópsias retiradas das zonas prostáticas transicionais e anteriores, pois isso pode melhorar a taxa de detecção do câncer de 20,4% para 41%. [83] Até 60% dos pacientes cujas biópsias recebem uma pontuação de Gleason de 6 (câncer de baixo grau) melhoram a classificação após a prostatectomia radical. [78,86,87] Por outro lado, apenas 25% das biópsias apresentam classificação inferior após prostatectomia radical. [88]

A prostatectomia radical é um procedimento cirúrgico diferente da biópsia TRUS que envolve a remoção de toda a glândula prostática. A amostra é examinada microscopicamente a partir da qual é atribuída a pontuação final de Gleason. [89]

Consequentemente, o escore de Gleason dos relatórios patológicos após prostatectomia radical é algumas vezes diferente do escore de Gleason após uma biópsia TRUS. Essa discrepância na atribuição do escore de Gleason pode resultar na avaliação incorreta da agressividade e do prognóstico do câncer, o que por sua vez pode resultar em tratamento inadequado. [90]

Existem muitas variáveis preditivas para a atualização do escore de Gleason após a prostatectomia radical, incluindo: volume da próstata, o número de biópsias centrais realizadas e o número de cânceres encontrados nos núcleos da biópsia. [91]

Se o escore de Gleason for <6 no momento da biópsia diagnóstica, o potencial de atualização está significativamente associado a um volume da próstata <34,5 cc. [39] Quando o número de biópsias centrais é > 12, há uma grande probabilidade de um diagnóstico correto e o risco de atualização é, portanto, reduzido. [92] Por outro lado, quando há mais núcleos com câncer, o risco de atualização é maior. [93]

1.10.1 Objetivo do estudo:

O baixo uso da vigilância ativa pelos urologistas pode ser devido à incapacidade de avaliar com precisão o grau e o estágio do câncer de próstata. [94] Portanto, à medida que melhora a capacidade de avaliar com precisão e atribuir CP ao grau e estágio apropriados, espera-se que a vigilância ativa ganhe uma aceitação mais ampla, [5] e, portanto, o excesso de tratamento diminua. [63]

A capacidade de atribuir com precisão um escore de Gleason após a biópsia da próstata é fundamental para atribuir pacientes com câncer de próstata de baixo grau à vigilância ativa. Assim, o objetivo deste estudo foi determinar a precisão da biópsia da próstata para atribuir o escore de Gleason e o estágio do câncer precisos em comparação com o escore de Gleason e o estágio do câncer atribuídos após prostatectomia radical em pacientes adultos com câncer de próstata tratados no Tufts Medical Center. Além disso, determinar se a biópsia da próstata é um procedimento diagnóstico suficiente para oferecer vigilância ativa em pacientes com CP de baixo grau (GS <6)

1.10.2 Pergunta de estudo:

1- O escore de Gleason após biópsia de próstata é concordante com o escore de Gleason após prostatectomia radical?

2- O escore de Gleason após biópsia de próstata versus prostatectomia radical é preciso e apropriado para oferecer vigilância ativa aos pacientes?

1.10.3 Objetivos do estudo:

Objetivos primários:

Para todos os pacientes que tiveram relatórios patológicos de biópsia e prostatectomia radical, os seguintes objetivos serão avaliados:

1) Medição do grau de concordância entre o escore de Gleason da biópsia e o escore de Gleason

da prostatectomia.

2) Medição da sensibilidade e especificidade da biópsia da próstata para prever o escore de Gleason da prostatectomia em pacientes com PC tratados no Tufts Medical Center.

3) Avaliar a concordância (ter o mesmo estágio do câncer) e a discordância (ter o estágio do câncer diferente) entre o estágio do câncer de biópsia e prostatectomia.

Objetivo Secundário:

Para os pacientes elegíveis para vigilância ativa (escore de Gleason 6).

1- Medição da sensibilidade, especificidade, valor preditivo positivo e valor preditivo negativo do escore de Gleason da biópsia da próstata em comparação com o escore de Gleason da prostatectomia.

2- Avaliar se a utilização de critérios específicos para oferecer vigilância ativa pode reduzir o risco de atualização.

1.10.4 Pontos Finais/Resultados de Interesse:

1- Endpoint primário: pontuação de Gleason após biópsia de PC em comparação com a pontuação de Gleason após prostatectomia radical.

2- Endpoint secundário: Estágio do câncer após biópsia de câncer de próstata em comparação com estágio de câncer após prostatectomia radical.

Capítulo 2
MÉTODOS E MATERIAIS

Um estudo de coorte retrospectivo foi realizado no Tufts Medical Center (TMC) utilizando dados do banco de dados clínicos de anatomia patológica (CoPath) do Departamento de Patologia. Dados de pacientes submetidos a biópsia de próstata ou prostatectomia radical entre 2007 e 2010 foram incluídos na análise deste estudo. Este banco de dados estava acessível aos investigadores da Tufts através da intranet do Tufts Medical Center. Este banco de dados estava em conformidade com a HIPAA (incluindo apenas descrições de casos não identificados para análise).

Todas as biópsias de próstata incluídas neste estudo foram identificadas pelo número de amostras e incluíram informações sobre variáveis patológicas, incluindo: número total de núcleos de biópsia obtidos; escore de Gleason de biópsia (EG); número de núcleos de biópsia positivos para câncer; porcentagem máxima de câncer em cada núcleo e quaisquer outras características patológicas, como atipia ou neoplasia intraepitelial de alto grau.

Do mesmo banco de dados também foram coletadas informações patológicas sobre a prostatectomia radical, incluindo: peso e tamanho da próstata; porcentagem de tumor na glândula; invasão perineural tumoral; presença de margens positivas; extensão extraprostática do tumor; invasão de linfonodos; e, padrões e somas de pontuação de Gleason para prostatectomia.

Do Tufts Clinical and Translational Science Institute, os números de código dos sujeitos do estudo (CNs) foram obtidos para que os mesmos resultados de biópsias e prostatectomias radicais pudessem ser comparados.

Usando os CNs do sujeito do estudo, as informações de biópsia de próstata e prostatectomia radical para cada paciente foram identificadas e combinadas. O GS e o estágio do câncer da prostatectomia radical e os laudos de biópsia foram comparados.

Os escores de Gleason após a prostatectomia radical foram examinados com base na atualização, na desclassificação ou nos GS que permaneceram inalterados. Os indivíduos foram categorizados nos seguintes grupos de acordo com a soma dos escores de Gleason para biópsia e prostatectomia radical: baixo, moderado e alto grau (Tabela 7). Observe que uma soma de Gleason de 7 pode indicar que o padrão predominante é um padrão 3 de baixo grau (câncer 3+4) ou um padrão 4 intermediário (câncer 4+3). Usando somas de GS de biópsia e prostatectomia radical, foram avaliados o número e a porcentagem de pacientes que melhoraram, rebaixaram ou permaneceram iguais de acordo com a similaridade nas somas de GS entre biópsia e prostatectomia radical.

Tabela 7: Somas da pontuação de Gleason utilizadas na análise do estudo.

	Padrão Gleason	Somas de Gleason
Nota baixa	3	6
Grau moderado	4	7
Nota alta	5	8 ou mais

O estágio do câncer após a prostatectomia radical e o relatório da biópsia também foram avaliados quanto à concordância (mesmo estágio do câncer) ou discordância (diferente estágio do câncer) para cada indivíduo. O número e a porcentagem de concordância e discordância no estágio do câncer foram calculados.

Nos casos em que o sujeito do estudo teve mais de um procedimento de biópsia (um sem câncer e outro com câncer), o procedimento de biópsia final positivo para câncer foi utilizado para comparar com as somas de GS para prostatectomia radical. Além disso, deve-se notar que cada biópsia teve múltiplos núcleos e os núcleos podem ter diferentes somas de GS, caso em que o núcleo com a maior soma de GS foi utilizado para a comparação. Indivíduos sem relatórios patológicos de biópsia ou prostatectomia radical (indivíduos sem correspondência) foram excluídos da análise.

A atualização foi definida com base no seguinte critério:

1- Se as somas de GS na prostatectomia radical fossem maiores que as somas de GS na biópsia.
2- Se o aparecimento do grau terciário na prostatectomia radical for superior às somas de GS da biópsia primária e secundária (por exemplo, GS 6 (3+3) a GS 6 (3+3 terciário 4)).
3- Se houve mudança do padrão primário e secundário para uma VM mais alta (ex. GS 7 (3+4) para GS 7 (4+3)).

Por outro lado, o rebaixamento foi definido como qualquer diminuição nas somas de GS após prostatectomia radical em comparação com as somas de GS da biópsia, conforme observado acima.

Critério de inclusão:	Critério de exclusão:
1. Escore de Gleason < 6 (3+3).	1. Escore de Gleason > 6 (3+3).
2. Número de núcleos positivos para câncer <2	2. Número de núcleos positivos para câncer >2.
3. % de câncer em um único núcleo <50	3.% de câncer em um único núcleo >50.
4. Estágio tumoral T1c.	4. Tumor em estágio T2 ou superior.

Avaliar se o uso de critérios específicos para oferecer vigilância ativa (critérios rigorosos ou critérios amplos) nos indivíduos com CP de baixo grau (GS 6) reduzirá o risco de atualização . Isso foi avaliado em duas etapas:

1- A porcentagem de atualização do GS para CP de baixo grau (GS 6) foi calculada para pacientes potencialmente elegíveis para vigilância ativa de acordo com os critérios da Johns Hopkins (critérios estritos).

2- A percentagem de atualização de GS para CP de baixo grau (GS 6) foi calculada para pacientes potencialmente elegíveis para vigilância ativa de acordo com os critérios da UCSF (critérios amplos).

Critério de inclusão:	Critério de exclusão:
1. Pontuação de Gleason <6 (3+3).	1. Escore de Gleason > 6 (3+3).

Critério de inclusão:	Critério de exclusão:
2. Número de núcleos positivos para câncer <1/3 do total de núcleos.	2. Número de núcleos positivos para câncer > 1/3 do total de núcleos.
3.% de câncer em núcleo único <50.	3.% de câncer em núcleo único >50.
4. Estágio do tumor <T2.	4. Estágio do tumor acima de T2

Análise Estatística:
A precisão da biópsia da próstata para cada espécime pareado com prostatectomia radical soma o GS e o grau de concordância foi calculado pela estatística kappa ponderada. Em seguida, foram medidas a sensibilidade (SE) e a especificidade (SP) para cada soma de GS com a curva ROC.
A concordância (tinha mesmo estágio de câncer) e a discordância (tinha estágio de câncer diferente) no estágio de câncer de biópsia de próstata pareada e prostatectomia radical foram avaliadas e a significância estatística da discordância foi calculada pelo teste de McNemar.
A precisão do escore de Gleason da biópsia da próstata para prever o escore de Gleason da prostatectomia para câncer de próstata de baixo grau (GS 6 (3+3)) (potencialmente elegível para vigilância ativa) foi avaliada pelo cálculo da sensibilidade (SE), especificidade (SP), valor preditivo positivo (VPP) e valor preditivo negativo (VPN)
Testes de qui-quadrado foram utilizados para avaliar se o uso de critérios específicos (Johns Hopkins ou UCSF) para oferecer vigilância ativa aos indivíduos com PC de baixo grau (GS 6) reduzirá significativamente o risco de atualização nesta coorte.
O teste do qui-quadrado foi utilizado para avaliar a associação entre a atualização com as seguintes variáveis categóricas patológicas, incluindo: o número de núcleos retirados (>12 ou <12 núcleos), estágio do câncer, margem cirúrgica e presença de extensão prostática extra do câncer após prostatectomia radical. O teste de Wilcoxon foi utilizado para avaliar a associação entre a atualização com as seguintes variáveis contínuas, incluindo: idade dos indivíduos, número de núcleos de biópsia positivos para câncer, porcentagem de tecido prostático envolvido com câncer e peso da próstata. Para todos os testes a significância estatística foi fixada em 0,05.

Capítulo 3
RESULTADOS
3.1 Resumo dos caracteres patológicos da população em estudo:
De 2007 a 2010, um total de 652 biópsias de próstata foram realizadas no TMC. Das 652 biópsias de próstata (PB) realizadas, 232 (36%) tiveram CP como diagnóstico final. Durante esse mesmo período, foram realizadas um total de 115 prostatectomias radicais (RP). Das 115 prostatectomias radicais, 83 (72%) foram pareadas com as respectivas biópsias de próstata (Figuras 4 e 5).

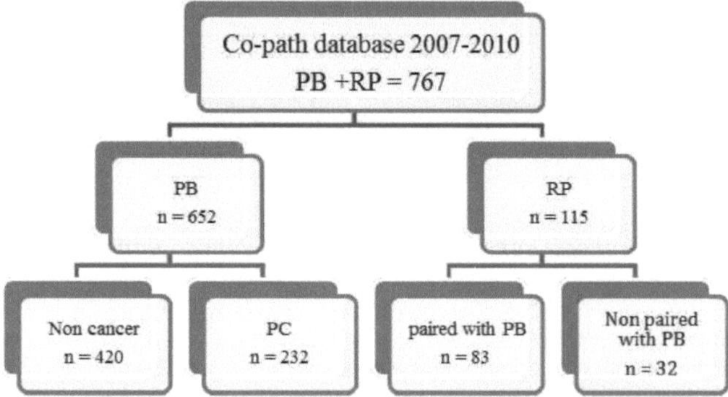

Figura 4: Coortes de estudo de biópsia de próstata (PB) e prostatectomia radical (RP).

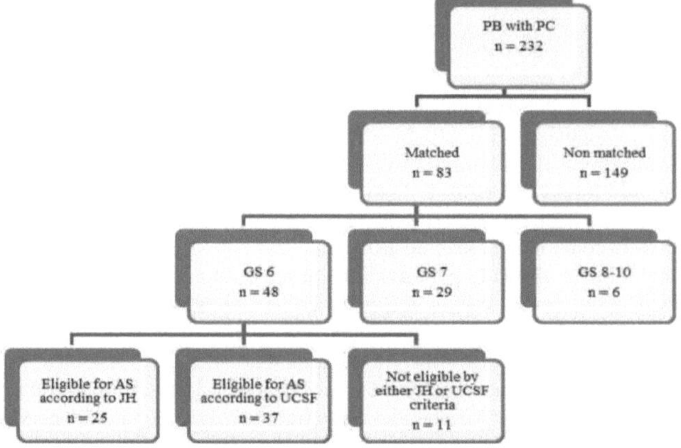

Figura 5: Distribuição de biópsia de próstata correspondente.

As características patológicas das biópsias de próstata são apresentadas na Tabela 8. Para todos os 232 indivíduos biopsiados com diagnóstico de câncer, 121 (52%) tiveram GS 6. O número médio de núcleos coletados foi 11 e o número médio de núcleos positivos para câncer foi 3,4. As características patológicas e a distribuição das prostatectomias radicais são apresentadas na Tabela 9. De todos os indivíduos que fizeram prostatectomia radical, 63 (55%) tiveram GS 7. A idade média dos indivíduos foi de 62 anos. O peso médio da próstata foi de 51 g e a percentagem média de tecido da próstata envolvido com cancro foi de 20,4% do tamanho da glândula. Margens positivas com tumor foram encontradas em 53 indivíduos (46%) e câncer em estágio 2 foi encontrado em 96 indivíduos (83%). Por último, a extensão extraprostática no momento da prostatectomia radical foi encontrada em 14 indivíduos (12%).

Tabela 8: Resumo patológico de biópsias de próstata.

Características patológicas	Biópsia de próstata
Número total de sujeitos (n, %)	
sujeitos sem câncer	420 (64)
sujeitos com câncer	232 (36)
Para indivíduos com câncer positivo	(n,%)
Pontuação de Gleason (n, %) 6 (3+3)	121 (52)
7 (3+4)	47 (20)
7 (4+3)	27 (12)
8 -10	37 (16)
Amostras correspondentes positivas para câncer	83 (36)
Média do número de núcleos de biópsia coletados	11
Número médio de núcleos positivos para câncer	3.4

Tabela 9: Resumo Patológico da Prostatectomia Radical.

Características patológicas	Prostatectomia radical
Número total de sujeitos (n, %)	115 (100)
Pontuação de Gleason (n, %)	
6 (3+3)	38 (33)
7 (3+4)	43 (37,5)
7 (4+3)	20 (17,5)
8 -10	14 (12)
Casos correspondentes (n,%)	83 (72)
Idade dos sujeitos em ano (n, %)	

<50	4 (3,4)
50-59	38 (33)
60-69	61 (53)
70-79	12 (10,4)
Peso prostático médio (gm)	51
Média de % de tecido da próstata envolvido	20.4
com câncer **Estágio patológico (n, %)**	
PT2	96 (83)
PT3	19 (17)

Estado da margem	n/total
Margem positiva geral	53/115(46)
Margem positiva no PT2	40/96 (42)
Margem positiva no PT3	19/13(68)
Extensão extra prostática* (n, %)	
Sem extensão prostática extra	101 (88)
Extensão prostática extra positiva	14 (12)

*extensão prostática extra: a disseminação do câncer para fora da próstata incluiu invasão da vesícula seminal.

3.2 Comparação de todas as pontuações de Gleason para biópsia de próstata e prostatectomia radical:

Conforme apresentado anteriormente (Tabela 7), as amostras (tanto de biópsia quanto de prostatectomia radical) foram categorizadas nos seguintes graus de Gleason: baixo (pontuação de soma de Gleason 6), moderado (pontuação de soma de Gleason 7) e alto (pontuação de soma de Gleason 8-10).). Uma comparação da distribuição das somas de GS nas biópsias e prostatectomias radicais é apresentada na Tabela 10 e Figura 6, respectivamente. Um GS de 6 foi o mais atribuído em biópsias de próstata (52%) em comparação com 33% na prostatectomia. Por outro lado, mais prostatectomias (55%) foram classificadas com GS de 7 em comparação com 32% nas biópsias de próstata (Figura 7). Houve uma clara diferença na distribuição das somas de GS nas biópsias em comparação com as prostatectomias radicais, com mais que duplicando o número de GS de baixo grau (GS, 6) e de alto grau (GS, 8-10) nas biópsias. em comparação com prostatectomias radicais.

Tabela 10: Distribuição dos somatórios de GS em Biópsia e Prostatectomia Radical.

GS	Biópsia de próstata n (%)	Prostatectomia Radical n (%)
GS 6	121 (52)	38 (33)
GS7	74 (32)	63 (55)
GS 8-10	37 (16)	14 (12)
Total	232	115

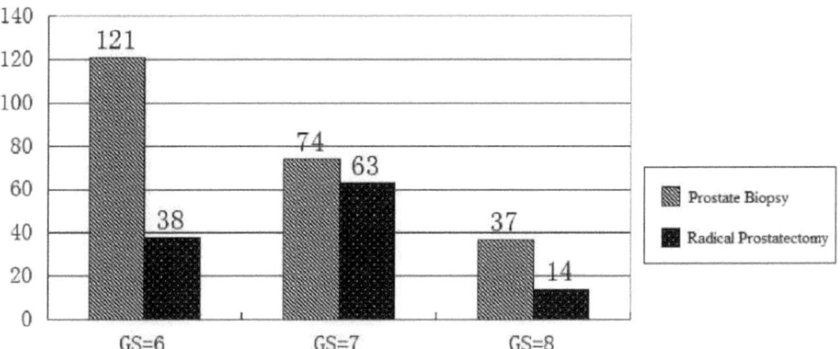

Figura 6: Comparação da distribuição dos valores de GS em biópsia e prostatectomia radical.

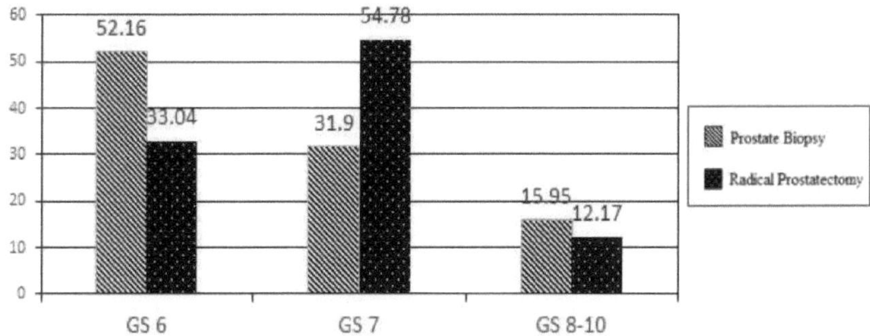

Figura 7: Comparação da porcentagem de somas de GS em biópsia e prostatectomia radical.

3.3 Resultados das pontuações de Gleason de biópsia e prostatectomia radical correspondentes:

A Tabela 11 ilustra os resultados da biópsia de próstata e da prostatectomia radical correspondentes Golos de Gleason. Neste caso, as amostras às quais foi atribuído um GS de 7 nas coortes de biópsia e de prostatectomia radical foram divididas em GS 7(3+4) e GS 7(4+3) para contabilizar corretamente a classificação superior e inferior entre aquelas dois grupos; o GS 7 (4+3) é considerado um tumor mais agressivo que o GS 7 (3+4).

A Tabela 11 e a Figura 8 ilustram os resultados dos escores de Gleason de biópsia de próstata e prostatectomia radical correspondentes. No geral, o GS da biópsia previu com precisão o GS da prostatectomia em 46%, foi atualizado em 38% das vezes e foi rebaixado em 16% das vezes usando a amostra de prostatectomia radical em comparação com a amostra de biópsia de próstata. A atualização ocorreu em 50% das biópsias de próstata com GS de 6 e em 28% das biópsias com GS de 7. A redução ocorreu em 31% e 78% das biópsias de próstata com GS de 7 e GS de 8-10, respectivamente.

Tabela 11: Pontuação de Gleason para biópsia de próstata e prostatectomia radical.

Próstata Biópsia	Prostatectomia Radical n (% de biópsia GS)				Total n (%)
	GS 6	GS7 (3+4)	GS 7 (4+3)	GS 8-10	
GS 6 **(3+3)**	24 (50)	16 (33)	6 (13)	2 (4)	48 (59)
GS7 **(3+4)**	3 (17,6)	8 (47)	3 (17,6)	3 (17,6)	17 (20)
GS7 **(4+3)**	1 (8)	5 (42)	4 (33)	2 (17)	12 (14)
GS 8-10	0 (0)	1 (17)	3 (50)	2 (33) *	6 (7)
Total	28 (34)	30 (36)	16 (19)	9 (11)	83

*um dos espécimes foi atualizado.

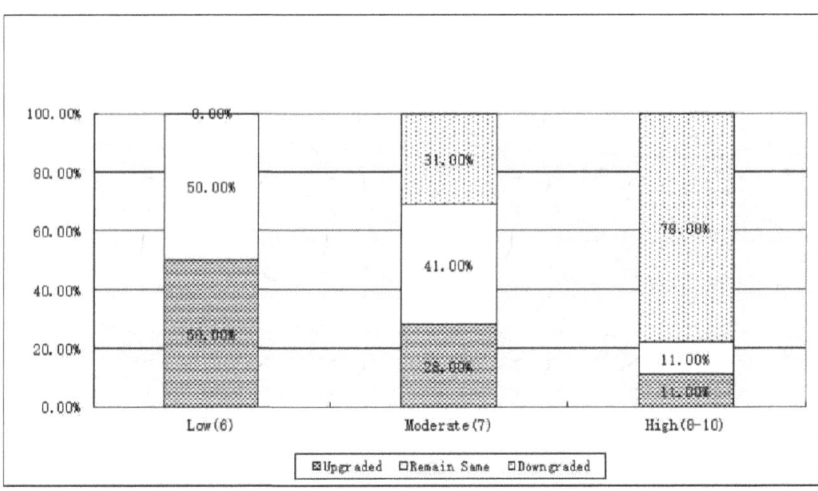

Figura 8: Biópsia GS atualizada, rebaixada ou permaneceu igual em RP.

O grau de concordância entre os escores de Gleason da biópsia e da prostatectomia radical foi avaliado pelo cálculo do kappa ponderado (kappa = 0,33) com intervalo de confiança de 95% de 0,19-0,47, indicando concordância razoável entre o escore de Gleason da biópsia e da prostatectomia radical.

3.4 Sensibilidade e especificidade das pontuações de Gleason da biópsia da próstata:
A sensibilidade e a especificidade da biópsia da próstata para prever a GS da prostatectomia baixa, moderada e alta foram avaliadas usando a curva ROC e são apresentadas na Tabela 12. Tanto a curva quanto a Tabela 12 mostraram que a sensibilidade da biópsia da próstata para prever a GS da prostatectomia diminuiu com o aumento do escore de Gleason da biópsia (86%, 26%, 25% e 22%) para GS 6, GS 7 (3+4), GS 7 (4+3) e GS 8-10 respectivamente. Embora a especificidade da biópsia da próstata (para excluir a GS que foi excluída pela prostatectomia) tenha aumentado com o aumento dos escores de Gleason da biópsia da próstata (56%, 85%, 88% e 95%) para GS 6, GS 7 (3+4) , GS 7 (4+3) e GS 8-10 respectivamente (Tabela 12 e Figura 9).

Tabela 12: Sensibilidade e Especificidade da Biópsia em 4 Escores de Gleason diferentes.

Pontuação de Gleason	Sensibilidade	Especificidade
GS 6 (3+3)	86%	56%
GS7 (3+4)	26%	85%
GS 7 (4+3)	25%	88%
GS 8-10	22%	95%

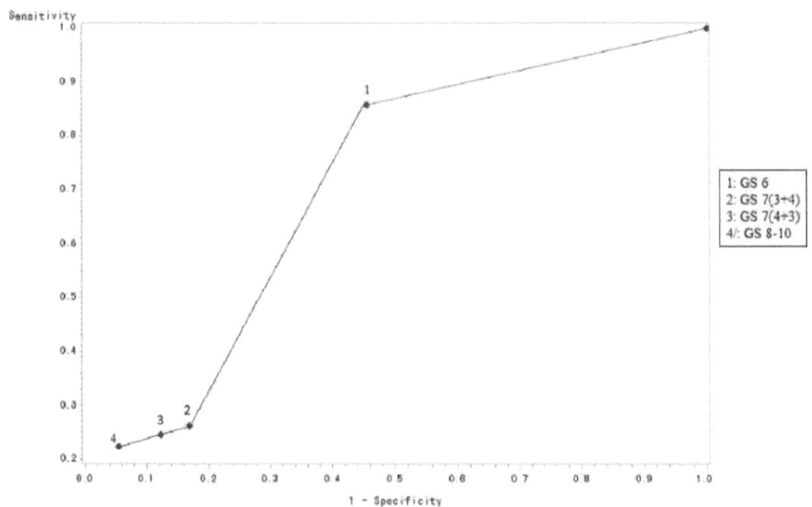

Figura 9: Curva ROC da biópsia em 4 pontuações de Gleason diferentes.

3.5 Resultados da Biópsia Combinada e do Estágio do Câncer de Prostatectomia Radical:

Os estágios do câncer de biópsia de próstata e prostatectomia radical foram combinados em 78 (94%) amostras (5 biópsias não tinham estágios de câncer). Os resultados mostraram concordância (tanto a biópsia como a prostatectomia tinham o mesmo estádio de cancro) em 46 (59%) e discordância (tinham estádio de cancro diferente) em 32 (41%) amostras (Tabela 13). A discordância entre os estágios do câncer de biópsia e prostatectomia radical foi avaliada com o teste de McNemar. A discordância entre a biópsia e o estágio do câncer de prostatectomia foi estatisticamente significativa (valor P <0,0001).

Tabela 13: Estágio de câncer combinado de biópsia e prostatectomia radical.

Biópsia de próstata	Prostatectomia radical		Total de linhas
	T2a-T2b (unilateral)	T2c-T3 (bilateral)	
Unilateral	21	31	52
	26,92	**39,74**	66,67
Bilateral	1	25	26
	1,28	32.05	33,33

Coluna Total	22	56	78
	28.21	71,79	100

3.6 A Sensibilidade e Especificidade da Biópsia de Próstata para PC de Baixo Grau (GS 6) (elegível para vigilância ativa):

Em amostras de biópsia de próstata com GS de baixo grau (GS 6), a atualização ocorreu em 50% dos casos. Esses casos foram atualizados principalmente para um GS de 7 (46%). A sensibilidade (SE), especificidade (SP), valor preditivo positivo (VPP), valor preditivo negativo (VPN) da biópsia de próstata para PC de baixo grau (GS 6) são mostrados na Tabela 14 e demonstram que a biópsia de próstata foi mais sensível (IC 86% 73-99) e menos específico (IC 56% 43-69) para predizer a prostatectomia em CP de baixo grau (GS 6). A probabilidade de os indivíduos com teste GS 6 positivo realmente terem a doença (VPP) foi de 50%, enquanto a probabilidade de os indivíduos com teste GS 6 negativo realmente não terem a doença (VPN) foi de 89%.

Tabela 14: PC de baixo grau (GS 6).

Biópsia de próstata	Prostatectomia Radical		SE	SP	PPV	VPL
	GS 6	Superior ao GS 6				
GS 6	24	24	86	56	50	89
Superior ao GS 6	4	31				

3.7.1 Resultados de pacientes elegíveis para vigilância ativa (AS) de acordo com Johns Critérios Hopkins (JH):

Das 232 biópsias de próstata com diagnóstico de CP, 68 (29%) foram elegíveis para EA de acordo com os critérios de JH. Dos 68 casos elegíveis para EA pelos critérios de JH, 25 indivíduos tiveram amostras de biópsia correspondentes a amostras de prostatectomia radical. Do total de amostras correspondentes elegíveis para AS de acordo com os critérios JH, 40% foram atualizados, com 36% e 4% atualizados para graus GS moderado (GS 7) e alto (GS 8-10), respectivamente. (Tabela 15)

3.7.2 Resultados de pacientes elegíveis para vigilância ativa (AS) de acordo com os critérios da UCSF:

Como os critérios da UCSF são mais amplos do que os critérios da JH, 94 (41%) amostras foram consideradas elegíveis para EA de acordo com os critérios da UCSF. Dos 94 casos elegíveis para EA pelos critérios da UCSF, 37 indivíduos tiveram biópsias de próstata correspondentes a prostatectomias radicais. Do total de amostras correspondentes elegíveis para AS (de acordo com os critérios da UCSF), 41% foram atualizados, com 38% e 3% atualizados para graus GS moderados (GS 7) e altos (GS 8-10), respectivamente.

Se todas as amostras com PC de baixo grau (GS 6) fossem incluídas na vigilância ativa sem a utilização de quaisquer critérios adicionais, a atualização ocorreria em 50%. Quando os critérios de vigilância ativa foram usados para oferecer vigilância ativa com CP de baixo grau (GS 6) pelos critérios Johns Hopkins e UCSF, a atualização teria ocorrido em 40% e 41% dos casos, respectivamente (Tabela 15).

Tabela 15: Resumo de todos os resultados do PB de Nota Baixa, aqueles Elegíveis para AS de acordo com JH e de acordo com os Critérios UCSF.

Biópsia de próstata GS 6	Prostatectomia radical			Total n (%)
	GS 6 (%)	GS 7 (%)	GS 8-10(%)	
Todos GS 6 em biópsia	24 (50)	22 (46)	2 (4)	48 (100)
Elegível pelos critérios JH	15 (60)	9 (36)	1 (4)	25 (52)
Elegível pelos critérios UCSF	22 (59)	14 (38)	1 (3)	37 (77)

3.7.3 Sujeitos elegíveis e não elegíveis para AS de acordo com os critérios JH:

Dos espécimes pareados com PC de baixo grau (GS 6), e com base nos critérios JH, 25
(52%) com PC de baixo grau seriam elegíveis para vigilância ativa, com atualização ocorrendo em 40% em comparação com 50% nas biópsias de próstata com GS de 6 (sem o uso de critérios adicionais). O Qui-quadrado foi utilizado para avaliar se o uso dos critérios de HA para oferecer EA ao paciente com CP de baixo grau (GS6) pode reduzir significativamente o risco de atualização (em comparação com nenhum critério adicional) (Tabela 16). Esta diferença não foi estatisticamente significante.

Tabela 16: Sujeitos elegíveis e não elegíveis para AS por critérios JH (restritos).

	Prostatectomia GS 6		
Biópsia GS 6	permaneceu o mesmo	atualizado	Total
Elegível por JH	15	10	25

Não elegível por JH	9	14	23
Total	24	24	48

4.7.4 Disciplinas elegíveis e não elegíveis para AS de acordo com os critérios UCSF:

Das amostras combinadas com PC de baixo grau (GS6), e com base nos critérios mais amplos (UCSF), 37 (71%) amostras com PC de baixo grau (GS 6) seriam elegíveis para vigilância activa. Desses casos, a atualização teria ocorrido em 41% contra 50% de todas as biópsias com pontuação GS 6 (sem utilização de nenhum critério). O Qui-quadrado foi utilizado para avaliar se o uso dos critérios UCSF para oferecer EA ao paciente com CP de baixo grau (GS6) pode reduzir significativamente o risco de atualização (em comparação com a não utilização de nenhum critério) (Tabela 17). Esta diferença mostrou uma diferença estatisticamente significativa na redução do risco de atualização com o uso dos critérios UCSF em comparação com a não utilização de nenhum critério (um valor P de 0,026).

Tabela 17: Assuntos elegíveis e não elegíveis para AS por critérios (mais amplos) da UCSF.

Prostatectomia GS 6			
Biópsia GS 6	permaneceu o mesmo	atualizado	**Total**
Elegível pela UCSF	22	15	37
Não elegível pela UCSF	2	9	11
Total	24	24	48

3.8 Associação entre variáveis patológicas atualizadas e diferentes em relatórios patológicos de biópsia e prostatectomia radical:

A avaliação da associação entre diferentes variáveis patológicas com o grupo atualizado em comparação com o que permaneceu igual é apresentada na Tabela 18. Comparando o número de núcleos retirados entre os grupos atualizados e os que permaneceram iguais, o grupo atualizado teve um resultado significativo. menor número de núcleos retirados em comparação com o mesmo grupo que permaneceu (valor P = 0,03). Comparando as margens cirúrgicas positivas para câncer entre o grupo atualizado e os que permaneceram no mesmo grupo, o grupo atualizado teve mais casos com margens cirúrgicas positivas (53%) em comparação ao mesmo grupo (35%). No entanto, a diferença não foi estatisticamente significativa (valor P = 0,11). As demais variáveis patológicas foram semelhantes entre os dois grupos (o VS atualizado permaneceu o mesmo) e não apresentaram diferença estatisticamente significativa.

Tabela 18: O impacto patológico das alterações na SG.

Patologia	Categoria	Atualizado	Mesmo	P
Número de pacientes	-	31	39	--
Variáveis categóricas				
Núcleos retirados	>12	24(80%)	38(97,4%)	0,03
	<12	6(20%)	1(2,6%)	
Estágio do câncer	Estágio2	25(80,6%)	33(84,6%)	0,66
	Estágio3	6(19,4%)	6(15,4%)	
margens cirúrgicas	Não	14(45,2%)	25(64,1%)	0,11
	envolvido envolvido	17(53,8%)	14(35,9%)	
Extensão extra da próstata	não presente	27(87%) 4(13%)	34(87,2%) 5(12,8%)	0,99

Variáveis Contínuas				
Idade, média		62.484	61.919	0,71
Número de núcleos invadidos por câncer, média+padrão	-	2,93+2,27	2,95+2,41	0,97
Peso da próstata, mediana, g	-	43	42	0,78
Porcentagem de câncer na próstata, mediana	-	10	10	0,97

Abreviatura: std = desvio padrão.

Capítulo 4
DISCUSSÃO

O escore de Gleason (GS) é um fator essencial no prognóstico do CP e desempenha um papel importante nas decisões de tratamento. [95,96] Também mostra alguma correlação com taxas de mortalidade, tempo de recorrência do câncer de próstata após o tratamento e resposta ao tratamento. [97] Uma pontuação de 6 é o achado de GS mais comum, seja durante a autópsia ou durante o processo de triagem para CP, e homens com uma pontuação de Gleason pura de 6 (sem outra pontuação de Gleason mais alta) no momento do diagnóstico de CP raramente apresentam a potencial para progressão da doença ou metástase. [98]

Conseqüentemente, PCs com pontuação de Gleason 6 são bons candidatos para vigilância ativa. Contudo, antes de oferecer vigilância ativa a estes pacientes, é importante avaliar a precisão do sistema de pontuação de Gleason a partir de amostras de biópsia. Este estudo foi planejado para analisar a capacidade do TMC em prever o escore de Gleason da prostatectomia.

No presente estudo, a distribuição dos escores de Gleason da biópsia de próstata (GS 6, GS 7, GS 8-10) diferiu da distribuição dos escores de Gleason da prostatectomia PC (GS 6, GS 7, GS 8-10). Um GS de 6 foi o escore de Gleason mais comum entre as amostras de biópsia (52%); esse resultado era esperado nos Estados Unidos devido à ampla utilização do rastreamento. [97] Enquanto isso, um GS de 7 foi o escore de Gleason mais comum entre as amostras de prostatectomia (55%); um resultado semelhante aos resultados de Takahashi e Epstein em 2013.[99]

Os achados do presente estudo demonstraram a imprecisão do escore de Gleason da biópsia (todos os graus de Gleason) na previsão do escore de Gleason da prostatectomia. O escore de Gleason da biópsia teve uma acurácia geral de 46%, com atualização ocorrendo em 38% dos casos e redução em 16% dos casos. Esses resultados foram comparáveis aos de um estudo anterior mostrando que o escore de Gleason da prostatectomia foi previsto com precisão em 55% dos pacientes. [100]

O estudo demonstrou que PCs de baixo (GS 6), moderado (GS 7) e alto grau (GS 8-10) na biópsia apresentavam graus variados de imprecisão para prever o grau de Gleason da prostatectomia com base na atualização e no rebaixamento. A atualização foi maior com PC de baixa qualidade (GS 6). A atualização após uma prostatectomia radical no câncer de próstata de baixo GS ocorreu em 50% dos casos em comparação com 28% dos casos no CP de grau moderado (GS 7). O rebaixamento foi maior entre os CP de alto grau (GS 8—10) (78%). Estes resultados têm consequências significativas na seleção de tratamentos adequados para pacientes com câncer de próstata. Quando os pacientes com CP de baixo grau são tratados com vigilância ativa e de acordo com os resultados deste estudo, metade desses pacientes terá realmente um grau de câncer mais alto do que se acredita e não será realmente elegível para vigilância ativa. Esses resultados também são significativos para homens com CP de alto grau, pois 78% deles terão realmente um grau de câncer mais baixo; esta alteração do escore de Gleason poderia afetar o tratamento.

Diferenças significativas surgiram no número de núcleos retirados entre a atualização e os grupos que permaneceram os mesmos. Este resultado foi observado em estudos anteriores, nos quais os núcleos extras retirados aumentaram a precisão do diagnóstico, aumentando a quantidade de tecido da próstata amostrado durante a biópsia, ajudando assim a melhorar a capacidade diagnóstica de uma biópsia da próstata na detecção do câncer de próstata, bem como a concordância com o escore de Gleason para prostatectomia. [76.101]

Com relação à sensibilidade e especificidade, a biópsia de próstata foi mais sensível (86%) e menos específica (56%) para CP de baixo grau (GS 6) em comparação com câncer de próstata de GS alto (SE 22% e SP 95%). A curva ROC mostrou que a sensibilidade da biópsia da próstata para prever o GS da prostatectomia diminuiu com o aumento do GS, enquanto a especificidade aumentou com o aumento do GS. Como a biópsia da próstata demonstrou alta sensibilidade para CP de baixo grau (GS 6), isso indicou que o resultado negativo da GS 6 durante a biópsia é útil para descartar doença (GS 6). Por outro lado, a biópsia da próstata demonstrou alta especificidade para CP de alto grau (GS 8-10), indicando que o resultado positivo de GS 8-10 durante a biópsia é uma decisão útil na doença (GS 8-10). Essas descobertas foram previamente comprovadas pelo estudo e meta-análise realizados no Lahy Clinic Medical Center. [102]

Semelhante à discordância na atribuição de GS entre biópsia e prostatectomia, em 41% dos casos, o estágio do câncer atribuído após uma prostatectomia radical não foi semelhante ao estágio do câncer atribuído após uma biópsia. Estes resultados têm implicações importantes porque o estádio do cancro é um dos critérios-chave para oferecer vigilância activa (Tabela 5). De acordo com os resultados do estudo, a biópsia mostrou um estágio de câncer baixo (unilateral) em 31 (40%) casos e parecia elegível para vigilância ativa, mas esses mesmos casos tiveram um estágio de câncer alto (bilateral) após a prostatectomia, indicando assim que atividade a vigilância não é uma boa opção de manejo a ser concluída após o resultado da biópsia.

A discordância entre biópsia e prostatectomia no escore de Gleason pode decorrer de vários motivos. A atualização é explicada simplesmente pelo procedimento impreciso de biópsia TRUS. O PC é conhecido por ser de origem multifocal e é mal visualizado pela ultrassonografia. Além disso, uma quantidade limitada de tecido é retirada durante a biópsia TRUS com amostragem aleatória de todo o tecido prostático. Portanto, é provável que a biópsia tenha perdido um foco de CP de alto grau. [75]

Para ajudar a reduzir o risco e a necessidade de atualização entre pacientes com CP de baixo grau (GS 6), devem ser utilizados critérios específicos para oferecer vigilância ativa a este grupo de pacientes. Por exemplo, no presente estudo, a atualização ocorreu em 40% dos pacientes elegíveis para vigilância ativa de acordo com os critérios da Johns Hopkins (JH) e em 41% dos pacientes elegíveis para vigilância ativa de acordo com os critérios da UCSF. O uso dos critérios JH ou UCSF tem o potencial de diminuir a taxa de atualização em pacientes com PC de baixo grau. Em estudo anterior de JH, a atualização para CP de baixo grau (GS 6) ocorreu em 36,3% dos casos, comparado a 24% em pacientes elegíveis para vigilância ativa. [74,103] A porcentagem de atualização em pacientes elegíveis para vigilância ativa de acordo com os critérios de JH neste estudo foi maior do que no estudo anterior (40% versus 24%). Essa diferença pode ser porque o estudo anterior ofereceu vigilância ativa a pacientes com CP de baixo grau de acordo com critérios patológicos e clínicos, enquanto este estudo utilizou apenas critérios patológicos.

A diferença no número total de casos que foram atualizados entre os critérios JH e UCSF foi de apenas 1%, apesar dos critérios mais amplos usados pela UCSF (incluem estágio T2 e <1/3 do total de núcleos invadidos por câncer) em comparação com os critérios JH . Esses achados foram descritos nos resultados de uma análise preliminar realizada em JH para avaliar seus critérios. Os investigadores desta análise levantaram a hipótese de que os seus critérios poderiam ser excessivamente rigorosos, excluindo assim muitos homens da vigilância activa. [100]

Limitações:

O presente estudo tem limitações aparentes. A primeira limitação diz respeito ao desenho do estudo (estudo retrospectivo), que pode ser afetado pelas diferentes práticas e experiências dos urologistas na realização da biópsia TRUS. Além disso, os patologistas que analisam as lâminas dos pacientes e atribuem o GS têm práticas e experiências diferentes. Portanto, o viés de medição (classificação incorreta) de diferentes práticas entre urologistas e patologistas poderia ter afetado potencialmente a validade interna do estudo. Porém, no TMC uma segunda opinião de especialistas para atribuição do GS era geralmente relatada nos laudos patológicos. Além disso, os resultados do estudo foram comparativos ao estudo anterior em termos do grau de concordância entre biópsia e prostatectomia radical. [103]

Em segundo lugar, como os dados foram coletados de um banco de dados patológicos, PSA, raça e histórico familiar não estavam disponíveis para análise. O PSA é um critério importante a considerar na oferta de vigilância activa. Portanto, a inclusão de pacientes em vigilância ativa neste estudo dependeu apenas de critérios patológicos e não considerou critérios clínicos. Isto pode ter afetado os resultados do estudo, que incluiu indivíduos inelegíveis de acordo com critérios clínicos para vigilância ativa. Portanto, o percentual de atualização na VM para os pacientes elegíveis para vigilância ativa pode ser elevado em comparação ao estudo anterior, conforme já descrito. [75]

Finalmente, embora todos os pacientes com câncer de próstata do período predefinido de estudo de quatro anos tenham sido incluídos neste estudo, o número de indivíduos que receberam ambos os procedimentos (biópsia e prostatectomia radical) foi extremamente limitado (83 casos). Isto significa que se deve ter cuidado ao tirar conclusões da análise destes dados. Uma amostra maior teria sido preferível, pois os resultados poderiam ser ampliados para fazer previsões sobre uma população mais ampla.

O presente estudo também tem alguns pontos fortes. Como tanto o escore de Gleason quanto o estágio do câncer são fatores importantes no prognóstico da doença, o presente estudo avaliou a precisão do escore de Gleason da biópsia da próstata e do estágio do câncer para prever a prostatectomia radical Escore de Gleason e estágio do câncer. O estudo também avaliou dois critérios diferentes para oferecer vigilância ativa a pacientes com CP de baixo grau em comparação com a não utilização de nenhum critério, e as descobertas do estudo podem ajudar a reduzir o risco de atualização em pacientes tratados com vigilância ativa.

Direções futuras:

Os resultados deste estudo apoiam a necessidade de investigações adicionais. Um estudo de coorte prospectivo em uma população semelhante seria útil para permitir a coleta de variáveis clínicas e patológicas para oferecer vigilância ativa aos pacientes com CP de baixo grau, de acordo com critérios de vigilância ativa completa. Além disso, um estudo prospectivo seria útil para superar o viés de medição. Por exemplo, a biópsia da próstata seria realizada por um único urologista e o câncer seria classificado por um único patologista. Além disso, o estudo prospectivo teria poder adequado e seria grande o suficiente para obter mais casos de biópsia e prostatectomia radical correspondentes do que os observados neste estudo retrospectivo.

Um diagnóstico preciso do escore PC Gleason é o primeiro passo na escolha do tratamento adequado. O diagnóstico correto é essencial antes de atribuir um paciente à vigilância ativa (sem tratamento de intervenção). Os resultados deste estudo apoiam as limitações do procedimento diagnóstico atual. Estas limitações necessitam de mais investigação no futuro e devem ser compreendidas tanto pelo médico como pelo paciente. Além disso, a pesquisa futura precisa envolver e avaliar a precisão de outras técnicas de diagnóstico, seja por técnicas de imagem como ressonância magnética ou biópsia TRUS 3D ou por marcadores tumorais (sangue ou tecidos).

CONCLUSÃO

O escore de Gleason da biópsia da próstata e o estágio do câncer têm um grau significativo de limitações para prever o escore de Gleason da prostatectomia e o estágio do câncer. Portanto, a biópsia prostática por si só não é um procedimento diagnóstico adequado para oferecer vigilância ativa a um paciente com CP de baixo grau. No momento de determinar as opções de tratamento, o médico deve descrever ao paciente a limitação significativa da biópsia TRUS. Como o escore de Gleason impreciso no momento do diagnóstico pode direcionar o paciente e o médico para uma opção de tratamento específica que seria diferente das opções de manejo ideais se o escore de Gleason preciso fosse conhecido.

BIBLIOGRAFIA

Scosyrev E, Wu G, Mohile S, Messing EM. Triagem de antígeno específico da próstata para câncer de próstata e o risco de doença metastática evidente na apresentação. *Câncer* . 2012;118(23):5768-5776. doi:10.1002/cncr.27503.

Siegel R, Naishadham D, Jemal A. Estatísticas de câncer, 2013. *CA Cancer J Clin* . 2013;63(1):11-30. doi:10.3322/caac.21166.

Wallace TJ, Torre T, Grob M, et al. Abordagens atuais, desafios e direções futuras para monitorar a resposta ao tratamento no câncer de próstata. */ Câncer* . 2014;5(1):3-24. doi:10.7150/jca.7709.

Jani AB, Johnstone PAS, Liauw SL, Master VA, Brawley OW. Tendências de idade e grau no câncer de próstata (1974-2003): uma análise de Vigilância, Epidemiologia e Registro de Resultados Finais. *Sou J Clin Oncol* . 2008;31(4):375-378. doi:10.1097/C0C.0b013e3181637384.

Eggener SE, Grande MC. Vigilância ativa para câncer de próstata localizado de baixo risco. *Oncologia* . 2009;23(11):974.

Lee DH, Jung HB, Park JW, et al. As calculadoras on-line de risco de câncer de próstata baseadas no Ocidente podem ser usadas para prever o câncer de próstata após a biópsia de próstata para a população coreana? *Yonsei MedJ* . 2013;54(3):665-671. doi:10.3349/ymj.2013.54.3.665.

Prakash VS, Mohan GC, Krishnaiah SV, et al. Biópsia de próstata guiada por ultrassonografia transretal de dez núcleos versus 16 núcleos para detecção de carcinoma prostático: um estudo comparativo prospectivo na população indiana. *Próstata Int* . 2013;1(4):163-168. doi:10.12954/PI.13025.

Tewari AK, Shevchuk MM, Sterling J, et al. Microscopia multifotônica para estrutura identificação na próstata humana e tecido periprostático: implicações na cirurgia do câncer de próstata: MPM PARA IDENTIFICAÇÃO DE ESTRUTURA NA PRÓSTATA HUMANA E TECIDO PERIPROSTÁTICO. *BJUint* . 2011;108(9):1421-1429. doi:10.1111/j.1464-410X.2011.10169.X.

Jiang Q, Xia SJ. Diferenças zonais nas doenças da próstata. *Chin MedJ (Inglês)* . 2012;125(9):1523-1528.

Villeirs GM, L Verstraete K, De Neve WJ, De Meerleer GO. Anatomia da ressonância magnética da próstata e área periprostática: um guia para radioterapeutas. *Radiother OncolJEurSoc Ther Radiol Oncol* . 2005;76(1):99-106. doi:10.1016/j.radonc.2005.06.015.

Swindle P, Ramadan S, Stanwell P, McCredie S, Russell P, Mountford C. Espectroscopia de ressonância magnética de prótons das zonas central, de transição e periférica da próstata: atribuições e correlação com histopatologia. *Magma NYN* . 2008;21(6J:423-434. doi:10.1007/sl0334-008-0136-0.

Bonekamp D, Jacobs MA, El-Khouli R, Stoianovici D, Macura KJ. Avanços na imagem por ressonância magnética da próstata: do diagnóstico às intervenções. *RádioGráfica* . 2011;31(3J:677-703. doi:10.1148/rg.313105139.

Rigau M, Olivan M, Garcia M, et al. O presente e o futuro dos biomarcadores urinários do câncer de próstata. *IntJMolSci* . 2013;14(6J:12620-12649. doi:10.3390/ijms140612620.

Tefekli A, Tunc M. Perspectivas futuras no diagnóstico e tratamento do câncer de próstata localizado. *ScientificWorldJoarnal* . 2013;2013:347263. doi:10.1155/2013/347263.

Albertsen PC. Qual é o risco representado pelo *câncer de próstata? J Natl Cancer InstMonogr* . 2012;2012(45J:169-174. doi:10.1093/jncimonographs/lgs028.

Chou R, Croswell JM, Dana T, et al. Rastreamento do câncer de próstata: uma revisão das evidências para a Força-Tarefa de Serviços Preventivos dos EUA. *Ann Interna Médica* . 2011;155(11J:762-771. doi:10.7326/0003-4819-155-11-201112060-00375.

Loeb S, Catalunha WJ. Triagem de antígeno específico da próstata: pro. *Carr Opin Urol* . 2010;20(3J:185-188. doi:10.1097/M0U.0b013e3283384047.

Cary KC, Cooperberg MR. Biomarcadores na vigilância e rastreio do cancro da próstata: passado, presente e futuro. *TherAdv Urol* . 2013;5(6J:318-329. doi:10.1177/1756287213495915.

Pinthus JH, Pacik D, Ramon J. Diagnóstico de Câncer de Próstata. In: MD JR, FACS LJDM, eds. *Câncer de próstata* . Resultados recentes em pesquisa do câncer. Springer Berlim Heidelberg; 2007:83-99. Disponível em: http://link.springer.com/chapter/10.1007/978-3-540-40901-4_6 . Acessado em 27 de abril de 2014.

Greene KL, Albertsen PC, Babaian RJ, et al. Declaração de melhores práticas para antígeno específico da próstata: atualização de 2009. *J Urol* . 2009;182(5J:2232-2241. doi:10.1016/j.juro.2009.07.093.

Jeong IG, Lim JH, Hwang SS, et al. Nomograma usando informações derivadas de ultrassom transretal prevendo a detecção de câncer de próstata de alto grau na biópsia inicial. *PróstataInt* . 2013;1(2J:69-75. doi:10.12954/PI.12008.

Catalona WJ, Partin AW, Slawin KM, et al. Uso da porcentagem de antígeno específico da próstata livre para aumentar a diferenciação do câncer de próstata da doença prostática benigna: um ensaio clínico multicêntrico prospectivo. *JAMA* . 1998;279(19J:1542-1547. doi:10.1001/jama.279.19.1542.

Tang P, Jin XL, Uhlman M, et al. Volume da próstata como preditor independente de câncer de próstata em homens com PSA de 10-50 ng ml-1. *AsiáticoJAndroI* . 2013;15(3J:409- 412. doi:10.1038/aja.2013.11.

Draisma G, Boer R, Otto SJ, et al. Prazos de entrega e sobredetecção devido ao rastreio de antigénios específicos da próstata: estimativas do Estudo Europeu Aleatório de Rastreio do Cancro da Próstata. *J NatI Cancer Inst* . 2003;95(12J:868-878.

Kupka R, Dall'oglio MF, Sant'ana AC, Pontes J Jr, Srougi M. O câncer de próstata de núcleo único positivo na biópsia pode ser considerado uma doença de baixo risco após prostatectomia radical? *IntBrazJUroI OffJBrazSoc UroI* . 2013;39(6J:800-807.

Peltier A, Aoun F, El-Khoury F, et al. Biópsia de próstata guiada por ultrassom transretal sistemático 3D versus 2D : maior taxa de detecção de câncer na prática clínica. *Câncer de próstata* . 2013;2013:783243. doi:10.1155/2013/783243.

Shergill I, Bahl K, Farjad M, Phipps C, Fowlis G. Folhetos informativos para pacientes para biópsia de próstata guiada por ultrassom transretal : resultados da pesquisa do reitor do Tâmisa do Norte. *Notas de resolução do BMC* . 2010;3:27. doi:10.1186/1756-0500-3-27.

Sparks R, Bloch BN, Feleppa E, Barratt D, Madabhushi A. Imagem de ressonância magnética de próstata totalmente automatizada e fusão de ultrassom transretal por meio de uma métrica de registro probabilístico. *Proc - Soc Photo-OptInstrum Eng* . 2013;8671. doi:10.1117/12.2007610.

Ceylan C, Doluoglu OG, Aglamis E, Baytok O. Comparação de biópsias de próstata de 8,10,12,16, 20 núcleos na determinação do câncer de próstata e a importância do volume da próstata. *Pode UroI AssocJJAssoc UroI Can* . 2014;8(1-2J:E81-85. doi:10.5489/cuaj.510.

Gan BVS, Kuo TLC, Lee LS, Huang HH, Sim HG. O bloqueio periprostático aumenta a ultrassonografia transretal (taxa de sepse por biópsia TRUSJ em homens com PSA elevado? *Ann Acad MedSingapore* .2013;42(4J:168-172.

Presti JC. Biópsia da próstata: situação atual e limitações. *Rev UroI* . 2007;9(3J:93-98.

Hong YM, Lai FC, Chon CH, McNeal JE, Presti JC Jr. Impacto do esquema de biópsia anterior nas características patológicas de cânceres detectados em biópsias repetidas. *UroI OncoI* . 2004;22(1J:7- 10. doi:10.1016/S1078-1439(03J00147-9.

Delongchamps NB, de la Roza G, Jones R, Jumbelic M, Haas GP. Biópsias de saturação em próstatas autopsiadas para detecção e caracterização de câncer de próstata. *BJU Int* . 2009;103(1J:49-54. doi:10.1111/j.1464-410X.2008.07900.x.

Nelson AW, Harvey RC, Parker RA, Kastner C, Doble A, Gnanapragasam VJ. Repetir estratégias de biópsia de próstata após biópsia negativa inicial: meta-regressão comparando a detecção de câncer de saturação transperineal, transretal e biópsia guiada por ressonância magnética. *PIOS Um* . 2013;8(2J:e57480. doi:10.1371/journal.pone.0057480.

Wooten WJ 3º, Nye JA, Schuster DM, et al. Avaliação da precisão de um sistema de biópsia guiada por ultrassom 3D. *ProcSPIE* . 2013;8671. doi:10.1117/12.2007695.

BABAIAN RJ, TOI A, KAMOI K, et al. UMA ANÁLISE COMPARATIVA DE SEXTANTE E UMA ESTRATÉGIA DE BIÓPSIA DIRIGIDA POR MULTISITE DE 11 NÚCLEOS ESTENDIDA. */UroI* . 2000;163(1J:152-157.doi:10.1016/S0022-5347(05J67993-1.

Lavery HJ, Droller MJ. Os padrões de Gleason 3 e 4 do câncer de próstata representam estados de doença separados? /Urol . 2012;188(5J:1667-1675. doi:10.1016/j.juro.2012.07.055.

Gleason DF, Mellinger GT. Predição do prognóstico para adenocarcinoma prostático por classificação histológica combinada e estadiamento clínico. /Urol . 1974;111(1J:58-64.

Sfoungaristos S, Perimenis P. Variáveis clínicas e patológicas que predizem mudanças no grau do tumor após prostatectomia radical em pacientes com câncer de próstata. Pode Urol Assoc//Assoc Urol Can . 2013;7(1-2J:E93-97. doi:10.5489/cuaj.270.

Casco GW, Rabbani F, Abbas F, Wheeler TM, Kattan MW, Scardino PT. Controle do câncer apenas com prostatectomia radical em 1.000 pacientes consecutivos. /Urol . 2002;167(2 Pt 1J:528-534.

Ganz PA, Barry JM, Burke W, et al. Conferência sobre o estado da ciência dos Institutos Nacionais de Saúde: papel da vigilância ativa no tratamento de homens com câncer de próstata localizado. Ann Interna Médica . 2012;156(8J:591-595. doi:10.7326/0003-4819-156- 8-201204170-00401.

Thompson I, Thrasher JB, Aus G, et al. Diretriz para o Tratamento do Câncer de Próstata Clinicamente Localizado: Atualização de 2007. /Urol . 2007;177(6J:2106-2131. doi:10.1016/j.juro.2007.03.003.

Sowalsky AG, Ye H, Bubley GJ, Balk SP. Progressão clonal de cancros da próstata de grau 3 para grau 4 de Gleason. Cancer Res . 2013;73(3J:1050-1055. doi:10.1158/0008- 5472.CAN-12-2799.

Stark JR, Perner S, Stampfer MJ, et al. Pontuação de Gleason e câncer de próstata letal: 3 + 4 = 4 + 3? / Clin Oncol Off/Am Soc Clin Oncol . 2009;27(21J:3459-3464. doi:10.1200/JCO.2008.20.4669.

Bostwick DG, Myers RP, Oesterling JE. Estadiamento do câncer de próstata. Semin Surg Oncol . 1994;10(1J:60-72. doi:10.1002/ssu.2980100110.

Mohler J, Bahnson RR, Boston B, et al. Diretrizes de prática clínica da NCCN em oncologia: câncer de próstata./Natl Compr Cancer Netw/NCCN . 2010;8(2J:162-200.

D'Amico AV, Whittington R, Malkowicz SB, et al. Resultado bioquímico após prostatectomia radical, radioterapia externa ou radioterapia intersticial para câncer de próstata clinicamente localizado. /AMA/Am MedAssoc . 1998;280(11J:969-974.

Keyes M, Crook J, Morton G, Vigneault E, Usmani N, Morris WJ. Opções de tratamento para câncer de próstata localizado. Can Fam Médico Médico Fam Can . 2013;59(12):1269- 1274.

Mohler JL, Armstrong AJ, Bahnson RR, et al. Câncer de Próstata, Versão 3.2012 Apresenta Atualizações das Diretrizes da NCCN. J Natl Compr CancNetw . 2012;10(9):1081-1087.

Thompson I, Thrasher JB, Aus G, et al. Diretriz para o manejo do câncer de próstata clinicamente localizado: atualização de 2007. J Urol . 2007;177(6):2106-2131. doi:10.1016/j.juro.2007.03.003.

Ip S, Dahabreh IJ, Chung M, et al. Uma revisão de evidências de vigilância ativa em homens com câncer de próstata localizado. EvidReporttecnologiaAvaliação . 2011;(204):1-341.

Lee DH, Jung HB, Lee SH, et al. Comparação dos resultados patológicos de candidatos à vigilância ativa submetidos à prostatectomia radical usando protocolos contemporâneos em um centro coreano de alto volume. JpnJ Clin Oncol . 2012;42(11):1079-1085. doi:10.1093/jjco/hys147.

Arcangeli S, Pinzi V, Arcangeli G. Epidemiologia do câncer de próstata e observações sobre tratamento. MundoJRadiol . 2012;4(6):241-246. doi:10.4329/wjr.v4.i6.241.

Bolzicco G, Favretto MS, Satariano N, Scremin E, Tambone C, Tasca A. Um estudo de centro único de 100 pacientes consecutivos com câncer de próstata localizado tratados com radioterapia corporal estereotáxica. BMC Urol . 2013;13(1):49. doi:10.1186/1471-2490-13-49.

Pinkawa M, Piroth MD, Holy R, et al. Radioterapia local para câncer de próstata após - progressão do antígeno específico da próstata durante terapia hormonal primária. Radiat Oncol Londres Engl . 2012;7:209. doi:10.1186/1748-717X-7-209.

Hussain M, Tangen CM, Berry DL, et al. Privação intermitente versus contínua de andrógenos no câncer de próstata. NEnglJMed . 2013;368(14):1314-1325. doi:10.1056/NEJMoa1212299.

Ip S, Dahabreh IJ, Chung M, et al. Uma revisão de evidências de vigilância ativa em homens com câncer de próstata localizado. EvidReporttecnologiaAvaliação . 2011;(204):1-341.

Etzioni R, Penson DF, Legler JM, et al. Sobrediagnóstico devido à triagem de antígeno específico da próstata: lições das tendências de incidência de câncer de próstata nos EUA. *JNatl Cancer Inst* . 2002;94(13):981-990.

Loeb S, Bjurlin MA, Nicholson J, et al. Sobrediagnóstico e sobretratamento do câncer de próstata. *Urol de orelha* . 2014. doi:10.1016/j.eururo.2013.12.062.

Klotz L. Vigilância ativa para câncer de próstata de baixo risco. *F1000 Med Rep* . 2012;4:16. doi:10.3410/M4-16.

Porten SP, Whitson JM, Cowan JE, et al. Alterações no grau de câncer de próstata em biópsias seriadas em homens submetidos a vigilância ativa. */Clin Oncol Off] Sou Soc Clin Oncol* . 2011;29(20):2795-2800. doi:10.1200/JC0.2010.33.0134.

Cooperberg MR, Broering JM, Kantoff PW, Carroll PR. Tendências contemporâneas no câncer de próstata de baixo risco: avaliação de risco e tratamento. *] Urol* . 2007;178(3 Pt 2J:S14-19. doi:10.1016/j.juro.2007.03.135.

Krughoff K, Eid K, Phillips J, et al. A precisão da localização do câncer de próstata diagnosticada na biópsia transretal guiada por ultrassom em comparação com a abordagem transperineal tridimensional. *Adv Urol* . 2013;2013:249080. doi:10.1155/2013/249080.

Donovan JL. Apresentando opções de tratamento para homens com câncer de próstata clinicamente localizado: a aceitabilidade da vigilância/monitoramento ativo. *] Natl Cancer InstMonogr* . 2012;2012(45J:191-196. doi:10.1093/jncimonographs/lgs030.

Klotz L. Vigilância ativa para câncer de próstata: visão geral e atualização. *Opções de tratamento Carr Oncol* . 2013;14(1J:97-108. doi:10.1007/s11864-012-0221-5.

Cary KC, Cowan JE, Sanford M, et al. Preditores de progressão patológica na biópsia entre homens em vigilância ativa para câncer de próstata localizado: o valor do padrão de biópsias de vigilância. *Urol de orelha* . 2013. doi:10.1016/j.eururo.2013.08.060.

Wong LM, Neal DE, Johnston RB, et al. Estudo multicêntrico internacional que examina critérios de seleção para vigilância ativa em homens submetidos à prostatectomia radical. *Br] Câncer* . 2012;107(9J:1467-1473. doi:10.1038/bjc.2012.400.

Dall'Era MA, Cooperberg MR, Chan JM, et al. Vigilância ativa do câncer de próstata em estágio inicial. *Câncer* . 2008;112(8J:1650-1659. doi:10.1002/cncr.23373.

Klotz L. Vigilância ativa para câncer de próstata de risco favorável: justificativa, riscos e resultados. *Urol Oncol* . 2007;25(6J:505-509. doi:10.1016/j.urolonc.2007.05.021.

Conti SL, Dall'Era M, Fradet V, Cowan JE, Simko J, Carroll PR. Resultados Patológicos de Candidatos à Vigilância Ativa do Câncer de Próstata. *] Urol* . 2009;181(4J:1628-1634. doi:10.1016/j.juro.2008.11.107.

Dall'Era MA, Albertsen PC, Bangma C, et al. Vigilância ativa do câncer de próstata: uma revisão sistemática da literatura. *Urol de orelha* . 2012;62(6J:976-983. doi:10.1016/j.eururo.2012.05.072.

Epstein JI, Walsh PC, Carmichael M, Brendler CB. Achados patológicos e clínicos para prever a extensão do tumor de câncer de próstata não palpável (estágio T1cJ. *]AMA]Am Med Assoc* . 1994;271(5J:368-374.

Bastian PJ, Mangold LA, Epstein JI, Partin AW. Características de tumores clínicos de próstata T1c insignificantes. Uma análise contemporânea. *Câncer* . 2004;101(9J:2001-2005. doi:10.1002/cncr.20586.

Jeldres C, Suardi N, Walz J, et al. Validação dos critérios contemporâneos de Epstein para câncer de próstata insignificante em homens europeus. *Eur Urol* . 2008;54(6):1306-1313. doi:10.1016/j.eururo.2007.11.057.

Oesterling JE, Brendler CB, Epstein JI, Kimball AW Jr, Walsh PC. Correlação do estágio clínico, fosfatase ácida prostática sérica e grau de Gleason pré-operatório com estágio patológico final em 275 pacientes com adenocarcinoma de próstata clinicamente localizado. */Urol* . 1987;138(1):92-98.

Corcoran NM, Hovens CM, Hong MKH, et al. A subestimação do escore de Gleason na biópsia da próstata reflete erro de amostragem em tumores de menor volume. *BJU Int* . 2012;109(5):660-664. doi:10.1111/j.1464-410X.2011.10543.x.

Bostwick DG. Classificação de Gleason de biópsias prostáticas por agulha. Correlação com grau em 316 prostatectomias pareadas. *Sou JSurg Pathol* . 1994;18(8):796-803.

Steinberg DM, Sauvageot J, Piantadosi S, Epstein JI. Correlação entre biópsia por agulha de próstata e grau de Gleason de prostatectomia radical em ambientes acadêmicos e comunitários. *Sou JSurg Pathol* . 1997;21(5):566-576.

Nguyen PL, Schultz D, Renshaw AA, et al. O impacto da revisão patológica nas recomendações de tratamento para pacientes com adenocarcinoma da próstata. *Urol Oncol* . 2004;22(4):295-299. doi:10.1016/S1078-1439(03)00236-9.

Aihara M, Wheeler TM, Ohori M, Scardino PT. Heterogeneidade do câncer de próstata em amostras de prostatectomia radical. *Urologia* . 1994;43(1):60-66; discussão 66-67.

Chen ME, Troncoso P, Johnston D, Tang K, Babaian RJ. Detecção do câncer de próstata: relação com o tamanho da próstata. *Urologia* . 1999;53(4):764-768. doi:10.1016/S0090-4295(98)00574-3.

Al-Azab R, Toi A, Lockwood G, Kulkarni GS, Fleshner N. O volume da próstata é o preditor mais forte do diagnóstico de câncer na biópsia de próstata transretal guiada por ultrassom com valores de antígeno específico da próstata entre 2,0 e 9,0 ng/mL. *Urologia* . 2007;69(1):103-107. doi:10.1016/j.urology.2006.09.041.

Uzzo RG, Wei JT, Waldbaum RS, Perlmutter AP, Byrne JC, Vaughan ED Jr. A influência do tamanho da próstata na detecção do câncer. *Urologia* . 1995;46(6):831-836.

De la Taille A, Antifonte P, Salomon L, et al. Avaliação prospectiva de um procedimento de biópsia por agulha de 21 amostras projetado para melhorar a taxa de detecção de câncer de próstata. *Urologia* . 2003;61(6):1181-1186.doi:10.1016/S0090-4295(03)00108-0.

Werahera PN, Sullivan K, Rosa FGL, et al. Otimização do diagnóstico do câncer de próstata aumentando o número de biópsias centrais com base no volume da glândula. *IntJClin Exp Pathol* . 2012;5(9):892.

Pinthus JH, Witkos M, Fleshner NE, et al. Os cânceres de próstata classificados como Gleason 6 na biópsia de próstata são frequentemente tumores Gleason 7 na prostatectomia radical: implicações no resultado. */Urol* . 2006;176(3J:979-984. doi:10.1016/j.juro.2006.04.102.

São Francisco IF, DeWolf WC, Rosen S, Upton M, Olumi AF. A biópsia estendida da próstata por agulha melhora a concordância da classificação de Gleason entre a biópsia da próstata por agulha e a prostatectomia radical. */Urol* . 2003;169[1J:136-140. doi:10.1097/01.ju.0000042811.83736.04.

Bostwick DG. Classificação de Gleason de biópsias prostáticas por agulha. Correlação com grau em 316 prostatectomias pareadas. *Am/Surg Pathol* . 1994;18[8J:796-803.

Sakr WA, Wheeler TM, Blute M, et al. Grupo de Trabalho 2: Estadiamento e relato de câncer de próstata – Amostra de amostra de prostatectomia radical. *Câncer* . 1996;78[2J:366-368. doi:10.1002/(SICI)1097-0142(19960715)78:2<366::AID-CNCR29>3.0.C0;2-T.

Sfoungaristos S, Katafigiotis I, Perimenis P. O papel da densidade de PSA para prever uma atualização patológica do tumor entre a biópsia por agulha e a prostatectomia radical para câncer de próstata clínico de baixo risco na era do sistema Gleason modificado. *Pode Urol Assoc // Assoc Urol Can* . 2013;7(11-12J:E722-727. doi:10.5489/cuaj.374.

Chung MS, Lee SH, Lee DH, Chung BH. O pequeno volume da próstata é um preditor de atualização do escore de Gleason após prostatectomia radical? *Yonsei Med/* . 2013;54[4J:902-906. doi:10.3349/ymj.2013.54.4.902.

Kahl P, Wolf S, Adam A, et al. A biópsia de saturação melhora o escore de Gleason pré-operatório do câncer de próstata. *Pathol ResPract* . 2009;205[4J:259-264. doi:10.1016/j.prp.2008.10.010.

Freedland SJ, Kane CJ, Amling CL, Aronson WJ, Terris MK, Presti JC. Atualizando e Rebaixando Biópsias por Agulha de Próstata: Fatores de Risco e Implicações Clínicas. *Urologia* . 2007;69(3J:495-499. doi:10.1016/j.urology.2006.10.036.

Iremashvili V, Manoharan M, Rosenberg DL, Soloway MS. Características da biópsia associadas à progressão do câncer de próstata em pacientes em vigilância ativa: comparação de três modelos estatísticos. *BJUint* . 2013;111(4J:574-579. doi:10.1111/j.1464-410X.2012.11127.x.

Herman CM, Kattan MW, Ohori M, Scardino PT, Wheeler TM. Padrão primário de Gleason como preditor de progressão da doença no câncer de próstata com escore de Gleason 7: uma análise multivariada de 823 homens tratados com prostatectomia radical. *Sou JSurg Pathol* . 2001;25(5J:657-660.

Montesino Sempre M, Jiménez Aristu J, Reparaz Romero B, et al. [Correlação entre o escore de Gleason em biópsias de próstata para diagnóstico de adenocarcinoma e amostras de prostatectomia radical]. *Arco Esp Urol* . 2004;57[5J:519-523.

Rei CR. Padrões de classificação de biópsia de câncer de próstata: Tendências e implicações clínicas. *IntJCancer* . 2000;90(6):305-311. doi:10.1002/1097-0215(20001220)90:6<305::AID-IJC1>3.0.CO;2-U.

Lepor H, Donin NM. Câncer de próstata Gleason 6: malignidade grave ou leão desdentado? *Oncol Williston ParkN* . 2014;28(1):16-22.

Takahashi H, Epstein JI, Wakui S, Yamamoto T, Furusato B, Zhang M. Diferenças no grau, estágio e localização do câncer de próstata em amostras de prostatectomia radical dos Estados Unidos e do Japão. *A Próstata* . 2014;74(3):321-325. doi:10.1002/pros.22754.

Moussa AS, Li J, Soriano M, Klein EA, Dong F, Jones JS. Variáveis clínicas e patológicas da biópsia da próstata que predizem alterações significativas na classificação em pacientes com câncer de próstata de grau intermediário e alto. *BJU Int* . 2009;103(1):43-48. doi:10.1111/j.1464-410X.2008.08059.x.

Bjurlin MA, Carter HB, Schellhammer P, et al. Otimização da biópsia inicial da próstata na prática clínica: amostragem, rotulagem e processamento de amostras. *J Urol* . 2013;189(6):2039-2046. doi:10.1016/j.juro.2013.02.072.

Cohen MS, Hanley RS, Kurteva T, et al. Comparando a biópsia de próstata de Gleason e o sistema de classificação da prostatectomia de Gleason: a experiência do Lahey Clinic Medical Center e uma meta-análise internacional. *Eur Urol* . 2008;54(2):371-381. doi:10.1016/j.eururo.2008.03.049.

Epstein JI, Feng Z, Trock BJ, Pierorazio PM. Atualização e rebaixamento do câncer de próstata desde biópsia até prostatectomia radical: incidência e fatores preditivos usando o sistema de classificação de Gleason modificado e fatoração em séries terciárias. *Eur Urol* . 2012;61(5):1019-1024. doi:10.1016/j.eururo.2012.01.050.

CURRICULUM VITAE

Intisar Ali Ghleilib, BMCH.B, MS
151 Versailles Cir, Apt B
Towson, MD, 21204Celular: 857 225 4547E-mail: doc_entisar@yahoo.com
ECFMG ID 764 8959

Ano de nascimento: 1976.
Local de nascimento: Benghazi, Líbia.

Educação:

Março de 2002 : Bacharel em medicina BMCH.B. Universidade Médica Al Arab

Abril de 2008 : Mestrado em patologia pela AL-Arab Medical University/Líbia, Mestrado incluído: Tese: pólipos do cólon e sua relação com o carcinoma do cólon (apresentação em 31/03/2008).

Setembro de 2014 : Mestrado em Ciências (Investigação Clínica), Escola de Medicina da Universidade de Boston, Boston, Massachusetts.

Experiência profissional

Abril de 2001 - Março de 2002 : estágio (12 meses). Obstetra/Gin (2 meses), Família e Medicina comunitária (1 mês), Dermatologia (1 mês), Pediatria (2 meses), Medicina interna (3 meses), Cirurgia geral (3 meses)

Abril de 2002 - Março de 2004: Oficial sênior da casa (SHO)/medicina interna. 7 de outubro Hospital/Universidade Médica Al Arab. Bengasi – Líbia.

Abril de 2004 - março de 2006 : Oficial sênior da casa (SHO)/Departamento de patologia. Hospital Jala / Universidade Médica Al Arab. Bengasi – Líbia.

Abril de 2006 - junho de 2008 : Registrador/Departamento de Patologia. Hospital Jala / Al Arab Universidade Médica. Bengasi – Líbia.

Julho de 2008 - Setembro de 2008: Cursos de inglês. Centro de preparação para testes Kaplan / Atlanta
GA, EUA

Outubro de 2008 - dezembro de 2009: Estudando para USMLE nos EUA, etapa 1 97 (232) primeiro
tentativa, etapa 2 ck 95 (229) primeira tentativa

Janeiro de 2010 - junho de 2012: Registrador Sênior/Departamento de Patologia. Hospital Jala / Benghazi- Líbia

Setembro de 2012 - Mestrado em Investigação Clínica/ Boston University School of Medicine, Boston, Massachusetts.

Nomeações acadêmicas (docentes):

Abril de 2005 - Março de 2008 : Demonstrador no departamento de patologia. Médico Al Arab Universidade/faculdade de medicina. Bengasi. Líbia.

Abril de 2008 - presente : Palestra assistente. Departamento de patologia. Médico Al Arab Universidade/faculdade de medicina. (Em patrocínio)

Pesquisas e ensaios: Pólipos colônicos e sua relação com o carcinoma colônico 2008

Honras e conquistas:

2008 : Terceiro melhor classificado da minha turma no Mestrado.

Cadastro :

Registro completo no conselho médico geral da Líbia . Certificado ECFMG.

Exames

USMLE etapa 1 com 97 (232) primeira tentativa.
USMLE etapa 2 Ck com 95 (229) primeira tentativa.
USMLE etapa 2 CS PASS primeira tentativa.

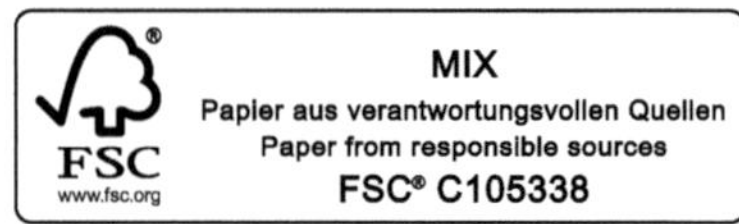